Christiane Völling
»Ich war Mann und Frau«

Christiane Völling
mit Britta Julia Dombrowe

»Ich war Mann und Frau«

Mein Leben als Intersexuelle

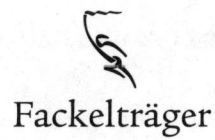

Fackelträger

Namen und Initialen von Personen sind zum Schutz
ihrer Anonymität zum Teil geändert.

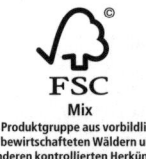

FSC
Mix
Produktgruppe aus vorbildlich
bewirtschafteten Wäldern und
anderen kontrollierten Herkünften

Zert.-Nr.GFA-COC-001278
www.fsc.org
© 1996 Forest Stewardship Council

Inhalt

Prolog

»Machen Sie sich bitte frei, Herr Völling.«

Ich zog meine Turnschuhe aus, knöpfte die Jeans auf, ließ sie zu Boden fallen und streifte meine Unterhose ab. Ich fror. Das Fenster stand auf Kipp. Es war November. Durch die Lamellen der Jalousie kroch Kälte ins Untersuchungszimmer. An meinen Füßen konnte ich sie spüren. Mein Kopf jedoch war heiß. Wieder einmal stand ich nackt vor einem Urologen: Harnröhreninfekt. Der wievielte? Ich hatte aufgehört zu zählen. Der beißende Geruch von Desinfektionsmitteln stieg mir in die Nase. Meine Augen heftete ich fest auf das Plakat an der Wand: »Gemeinsam gegen Prostatakrebs«. Der Arzt fing an, mich zu untersuchen.

»Ja, da ist ja schon einiges operiert worden.«

Weiß Gott, dachte ich und nickte stumm. Jedes Mal, wenn ich vor einem Arzt stehe, rechne ich mit dem Schlimmsten: Spott, Grobheit, Unwissenheit. Vor allem Letzteres – totale Unwissenheit.

»Ich befürchte, Sie werden um eine weitere Begradigung der Harnröhre nicht herumkommen.«

Ich nickte wieder.

»Wir müssen noch ein paar Untersuchungen machen, aber jetzt können Sie sich erst mal wieder anziehen.« Er verschwand im Nebenzimmer. Diesmal war ich ohne größeren Schaden davongekommen. Erleichtert raffte ich meine Sachen zusammen und zog die Hose über meine mittlerweile eiskalte Haut. Als ich mich gerade zum Gehen wandte, rief er von nebenan: »Herr Völling, eine Sache noch: Ich habe an Ihren Arztbriefen gesehen, dass Sie schon viele Behandlungen mitgemacht haben.« Er kam zu mir herüber und hielt einen blassrosa Zettel in der Hand. »In Essen läuft gerade eine Studie zum Thema Intersexualität. Es geht um die Zufriedenheit von Betroffenen mit der Behandlungssituation. Würden Sie daran teilnehmen? Das sind bloß ein paar Fragen.«

Ich hatte keine Ahnung, wovon er redete. Intersexualität? Ich stellte keine Fragen, nahm aber den Flyer und antwortete »Ja«, um möglichst schnell wegzukommen.

Das war im Oktober 2005, ich war 46 Jahre alt. Das Wort »Intersexualität« hatte ich noch nie gehört. 46 Jahre hatte es gedauert, bis mir vage aufging, dass es vielleicht noch andere Menschen gab, die so »anders« waren wie ich. Es mussten zumindest genug sein, um eine Studie darüber zu machen.

Kapitel 1

Alles stürzt ein

Wenn man mit der S-Bahn von Düsseldorf nach Essen fuhr, war es, als führe man durch eine einzige große Stadt. Manchmal wurde die Bebauung spärlich; gerade wenn man dachte, jetzt hört sie auf, musste man nur zwinkern – und schon waren die nächsten Häuser da.

Da, wo ich herkam, war das anders. Ein kleiner Ort am Niederrhein. Man konnte Stunden am Straßenrand sitzen, ohne dass ein Auto vorbeifuhr. Vielleicht kam mal ein Linienbus, aber dort, wo der hinfuhr, war auch nicht mehr los. Wie ich das gehasst habe! Jeder kannte jeden. Man bekam Atemnot davon.

Die Großstadt war anders. Der ideale Ort, um in der Menge aufzugehen. Keiner fragte nach, man konnte abtauchen, untertauchen. Ich war mein Leben lang abgetaucht, hatte es nirgends lange ausgehalten. Ich war ein Außenseiter. Das Unbehagen, das ich für meinen Körper verspürte, war so groß, dass es ansteckend war. Die anderen konnten es fühlen und mieden mich. Die Stadt ist gut zu Außenseitern, sie lässt sie in Ruhe.

An der Fensterscheibe der S-Bahn zogen friedlich die Umrisse der Vororte, Innenstädte und Bahnhöfe vor dem grauen Dezemberhimmel vorbei. Es gab kaum Licht, obwohl es erst Mittag war.

9

Heller würde es heute nicht mehr werden. Mein Spiegelbild blickte mich stumm aus der Scheibe an. Ich sah den Oberkörper und den Kopf eines Mannes mit spärlichem Haar. Sweatshirt, schwarze Jacke, Schal – meine ganze Erscheinung war so unauffällig, dass es fast schon bemüht schien. Im Sitzen fiel nicht einmal auf, wie klein ich war.

Ich hatte die Operation, zu der mir der Urologe geraten hatte, über mich ergehen lassen. Nur wer selbst über Jahre nicht richtig pinkeln kann, weiß, dass man alles tut, damit die Schmerzen aufhören. Bei mir lag die Harnröhre von Geburt an seltsam. Sie endete nicht vorne im Penis, sondern eher da, wo sie bei einer Frau gelegen hätte. Ich hatte dadurch kaum Einschränkungen, pinkeln konnte man wenigstens damit. Erst als im Erwachsenenalter versucht wurde, den Strahl in die für einen Mann »ordentliche Bahn« zu lenken, kamen die Probleme.

Auf meinem Schoß lag der rosafarbene Flyer aus der Arztpraxis. Erst vor ein paar Tagen war er unter einem Stapel von Briefen und Zeitschriften wieder aufgetaucht. Da ich zugesagt hatte, machte ich einen Termin mit den Leuten von der Uniklinik in Essen aus.

Ganz tief unten in meinem Bauch fühlte ich Unbehagen. Irgendetwas würde anstrengend werden an dieser Sache, das konnte ich deutlich spüren.

»Wir interessieren uns für die körperliche, seelische und soziale Situation von Menschen mit besonderer Entwicklung der Geschlechtsorgane«, stand schwarz auf rosa auf der zweiten Seite. Da passte ich gut hin, denn ganz normal waren meine Genitalien gewiss nicht. Neben meiner eigenwilligen Harnröhre hatte ich auch keine Hoden. Man hatte mir daher in meiner Jugend kleine Prothesen in den Hodensack gesetzt.

Im Laufe meines Lebens gab es viele seltsame Diagnosen: Mal war ich ein Mann mit Leistenhoden, dann ein Hermaphrodit, ein

Zwitter also, dann hatte ich eine »testikuläre Feminisierung« – oder vielleicht doch eine »Gonadendysgenesie«? Im Alter von 20 Jahren attestierte man mir schließlich das Adrenogenitale Syndrom, kurz AGS. Das hat sich letztlich als richtig erwiesen. Allerdings wussten die Mediziner da schon, dass ich kein Mann mit AGS, sondern eine Frau war. Gesagt hat aber keiner etwas.

Als ich an diesem trüben Dezembertag nach Essen fuhr, 26 Jahre später, wusste ich es immer noch nicht. Nur das Gefühl, dass irgendetwas in mir nicht stimmt, hatte mich all die Jahre begleitet.

Was es mit AGS genau auf sich hat, das hatte mir damals niemand gesagt. In einem Handbuch, das ich mir für meine Krankenpflegeausbildung zugelegt hatte, suchte ich mir ein paar Informationen zusammen: Ein »autosomal rezessiv vererbbarer Enzymmangel bedingt eine Fehlleistung der Nebennierenrinde«, hieß es dort kryptisch. Schon im Mutterleib können die Nebennieren des Embryos nicht ausreichend Kortison herstellen. Dafür wird eine Übermenge an Testosteron produziert.

Man gab mir Kortison, als man mir die Diagnose mitteilte, dazu hoch dosierte Testosteronspritzen. Als Maßnahme gegen Osteoporose, sagte man mir. Ich verstand nicht, warum ich die Spritzen bekam, mein Körper produzierte doch selbst schon zu viel von diesem Hormon, aber ich fragte nicht nach und ließ die Prozedur alle drei Wochen über mich ergehen. Die Verwirrung über all die verschiedenen Diagnosen war über die Jahre so groß geworden, dass ich innerlich auf Durchzug gestellt hatte.

In Essen wehte der Wind auf dem Bahnsteig so eisig, wie er das nur auf Bahnsteigen kann. Ich suchte mir eine Straßenbahn, die zur Uniklinik fuhr. Das hässliche Gebäude bohrte sich in den farblosen Himmel. Im vierten Stock wartete die Diplom-Psychologin B. mit einem freundlichen Lächeln auf mich, das schlecht zum abweisenden Bau passen wollte. Ich war ihr dennoch dankbar dafür. Auf einem kleinen Tisch im Vorzimmer ihres Büros lag schon der Fragebogen für mich bereit. An dem Papierstapel konnte man ablesen, dass es sich hier um mehr als »ein paar Fragen« handelte. B. verstärkte ihr Lächeln: »Die meisten brauchen so zwei Stunden. Wenn Sie Fragen haben sollten, ich sitze gleich hier drüben.« Sie verschwand in ihrem Büro.

Die meisten Fragen waren zum Ankreuzen, ein paar hatten Zeilen. Die ersten gingen ganz gut:

Geboren: 1959

In welchem Geschlecht leben Sie zurzeit?: männlich

Größe: 1,56 cm

Gewicht: 55 kg

Stand: ledig

Geschwister, Schwangerschaft der Mutter, Ausbildung, Elternhaus, Hobbys und so weiter. Das erste Mal zögerte ich bei Frage Nummer 22: »Wie haben Sie Ihre Pubertät erlebt?«

Ich konzentrierte mich und rief mir die Zeit zwischen zwölf und 15 Jahren ins Gedächtnis, das war doch wohl das, was man als Pubertät bezeichnete. Ich erinnerte mich an keine körperlichen Veränderungen in dieser Zeit. Ich verstand die Frage nicht. Ich nahm meinen Fragebogen und klopfte vorsichtig an die Bürotür von Frau B. Ich erzählte ihr von meinem Problem mit dieser Frage. Da bekam ihr Lächeln einen ersten Sprung.

»Ja, dann schreiben Sie das bitte so an den Rand«, sagte sie unsicher.

Ich machte weiter bis Frage Nummer 56: »Welche Diagnose ist Ihnen mitgeteilt worden?« Das waren so viele gewesen, dass ich kaum noch alle wusste. Erleichtert nahm ich den klein gedruckten Zusatz unter den Kästchen wahr: »Mehrfachnennung möglich«. Ich kreuzte fast alle 37 Kästchen von AGS bis Zwitter an. Ich war ein weites Feld, wenn es um Diagnosen ging.

Frage 57: »Wer war dabei, als Ihnen die erste Diagnose zur Intersexualität mitgeteilt wurde?«

Als mögliche Antworten standen zur Auswahl: Vater, Mutter, Opa, Oma, Schwester, Bruder, Freundin, Ehefrau und so weiter. Die Antwort »Niemand« gab es nicht. Erst verschwommen, dann immer deutlicher drängte sich ein Bild in mein Bewusstsein, von dem ich vergessen hatte, dass es in meinem Kopf vergraben war: Ich sah mich mit 16 Jahren vor seinem Schreibtisch sitzen. Er hatte sich im weißen Kittel lässig auf die Tischkante gesetzt und grinste auf mich herab: »Du bist kein Mann. Du bist keine Frau. Du bist ein Zwitter, eine Kuriosität ... Da kann man nichts machen.« Das Bild verschwand.

Ich schluckte trocken und malte ein Kästchen unter die anderen, schrieb »Niemand« dahinter und kreuzte es an. Das hatte ich damals allein durchgestanden.

Frage 84 brachte mich weiter aus der Fassung: »Zu welchen Personen haben Sie eine besonders enge Verbindung?«

Eltern, Geschwister, Freunde, Kollegen, Partner/in, Ehefrau/Ehemann? Auch Fehlanzeige. Ich malte wieder ein »Niemand«-Kästchen. Das vor mir zu sehen machte mich fertig. Ich blickte aus dem Fenster über die Dächer der umliegenden Gebäude. Es dämmerte schon. Ich sah auf die Uhr, schon nach fünf. Ich saß bereits seit drei Stunden vor dem Bogen, und während der gesamten Zeit war mein Unbehagen größer geworden. All diese persönlichen Fragen. Und jetzt das. Das Eingeständnis eines einsamen Lebens, schwarz auf weiß. Ich spürte das Ziehen in meinen Augen, bevor die ersten Tränen kamen.

Es folgten Fragen zum ersten Zungenkuss, zu sexuellen Praktiken – mir wurde es langsam zu viel. Ich fand das unverschämt. Außerdem hatte ich auf diesem Sektor nichts zu berichten. Ich machte wütende Striche durch die Antwortzeilen.

Frage 97: »Unter welchen Schmerzen leiden Sie häufig?«
Hier konnte ich wieder alles ankreuzen. Das war so bitter: keine Kontakte, dafür Schmerzen ohne Ende.

Frage 112: »Welche sexuelle Orientierung haben Sie?«
Gar keine. Ich kreuzte »Weiß nicht« an.

Das Weiße meiner Knöchel trat hervor, so verkrampft hielt ich den Kugelschreiber. Kreuzchen für Kreuzchen bahnte er sich seinen Weg und legte diese schrecklichen Wahrheiten frei. Mein T-Shirt klebte am Rücken.

Im Nebenzimmer räusperte sich B. geräuschvoll und erschien im Türrahmen. »Alles in Ordnung? Wollen Sie mal eine Pause machen?«

»Alles in Ordnung. Bin gleich fertig.« Meine Stimme hörte sich seltsam fremd an. Als käme sie aus einer anderen Ecke des Raumes.

»Möchten Sie ein Glas Wasser?« Ihr Lächeln war einer besorgten Miene gewichen. Meine Verwirrung war wohl offensichtlich. Ich schämte mich.

»Nein, danke. Ich beeil mich.«

Frage 149: »Welche Operationen sind durchgeführt worden?«
Ich riss mich zusammen, biss mir auf die Unterlippe und versuchte in die richtige Reihenfolge zu bringen, was mir aus den wenigen Arztbriefen und Gesprächen in Erinnerung war: Eine Blinddarmoperation mit 16 Jahren. Kurz darauf folgte eine Leistenhodenoperation, bei der man aber keine Hoden fand, dafür Anteile einer inneren weiblichen Anatomie. Zwei Jahre später, 1977, die Entnahme der inneren Geschlechtsorgane – die Ärzte hatten mir gesagt, das Gewebe hätte sich bereits zum Tumor entwickelt. Der Arztbrief sprach von »Uterus- und Ovarexstirpation« – Entfernung von Gebärmutter und Eierstöcken –, von männlichen Anteilen sagte er nichts. Das war mir immer seltsam

vorgekommen, und ich dachte an einen Irrtum. Jetzt schrieb ich es dennoch genauso auf den Fragebogen, wie ich es in Erinnerung hatte. Zwischen 1978 und 1980 gab es gleich mehrere Operationen, um meinen Penis zu begradigen und aufzurichten, sowie weitere zur Harnröhrenkonstruktion.

Frage 150: »Nehmen Sie Hormone ein? Wenn ja, welche?«
Testosteron. Hohe Dosis.

Mir war übel. Die Zeilen tanzten vor meinen Augen. Tränen traten mir wieder in die Augen. Dennoch sah ich in diesen Antworten plötzlich etwas vor mir, das mir früher, als ich noch ein Kind war, ganz klar gewesen war, aber das ich in den letzten 25 Jahren versucht hatte zu vergessen, zu verdrängen, zu ignorieren. All diese Operationen mit »weiblichen Anteilen« und das hoch dosierte Testosteron. Da stimmte etwas nicht. Ich hatte immer innere Zweifel am Jungen und später auch am Mann Thomas Völling gehabt – so große, dass ich beinah daran zerbrochen wäre. Als ich nun auf den Fragebogen blickte, erschienen mir diese Zweifel plötzlich in einem anderen Licht – sie schienen mir zum ersten Mal berechtigt. Mein ganzes Leben lag in 150 bitteren Antworten vor mir. Doch die Essenz war plötzlich ganz deutlich aus meiner OP-Geschichte ablesbar: Vielleicht war ich gar kein Mann mit AGS. Vielleicht hatten sie nur alles getan, um es danach aussehen zu lassen.

Ich stand vor einem offenen Aktenschrank – ein breites, schweres Möbel. Was mich daran irritierte, war seine enorme Höhe. Der obere Rand des Schranks war so weit entfernt, dass ich ihn nicht scharf sehen konnte, wenn ich den Kopf in den Nacken legte. Akten mit breiten, dunkelgrau melierten Rücken standen darin, sie sahen schwer aus. Plötzlich fingen sie an, sich zu bewegen und sich auf die Ränder der Regalbretter zuzuschieben. Immer weiter, bis sie herunterfielen. Schnell hob ich meine Arme über den Kopf, um mich zu schützen. Mit lautem Knall schlugen die ersten um mich herum auf dem Boden auf, dann spürte ich einen harten Schlag und sank zu Boden. Bilder, Zettel und Dokumente begruben mich, entfernt hörte ich Gesprächsfetzen.

Schwer atmend schreckte ich hoch aus diesem Traum, versuchte mich zu beruhigen. Seit diesem Nachmittag in Essen war alles aus den Fugen geraten. Ein Damm in meinem Gehirn musste gebrochen sein, denn nun überschwemmten mich die Erinnerungen Tag und Nacht. Es waren Sachen dabei, die ich so weit in die hintersten Regionen meines Gedächtnisses geschoben hatte, dass ich jahrelang von ihnen abgeschnitten gewesen war. Ich hatte nicht gewusst, dass so etwas überhaupt möglich war. Langsam bekam ich Panik.

Immer wieder dachte ich an die Fragen, die mir gestellt worden waren – und an die bitteren Antworten, die ich hatte geben müssen. Aber eine Sache kreiste unablässig in meinem Kopf: Was, wenn ich eigentlich eine Frau gewesen war? Vielleicht wäre das endlich die Begründung, warum ich mich immer so anders gefühlt hatte. Hilflos sah ich zu, wie mein Leben auseinanderbrach.

Im Krankenhaus versuchte ich, mich mit Arbeit abzulenken, aber es gelang mir schlecht. Ich verrichtete meinen Dienst fahrig. Zum Glück war mir eine gute Schwesternschülerin unterstellt. Sie erledigte das meiste in den Krankenzimmern, während ich Stunden brauchte, um Dienstberichte zu schreiben, die ich sonst in dreißig Minuten erledigt hätte. Das Chaos in mir war einfach zu groß.

Es war kurz vor Weihnachten. Im Krankenhaus wurde es nach und nach ruhiger. Die Stimmung, mit der sich meine Kolleginnen in die Weihnachtsferien verabschiedeten, konnte in keinem größeren Kontrast zu meiner eigenen stehen. Glücklich, über Familie und Geschenke plaudernd, aßen sie Zimtsterne und Stollen im Schwesternzimmer, und eine nach der anderen verschwand in die Feiertage. Ich hatte mich wie immer freiwillig für den ungeliebten Dienst über Weihnachten gemeldet. Allein feiern ist gar nicht lustig. Am Ende meiner Schicht ging ich im Dunkeln zu dem tristen Hochhaus hinüber, in dem die Schwesternappartements untergebracht sind. Die blinkenden Weihnachtssterne in den Fenstern machten den trüben Anblick seiner Fassade nicht eben besser. Im Gegenteil, ihr automatisches Flackern in den dunklen Scheiben verstärkte die Trostlosigkeit, die von dem Gebäude ausging. Alle waren ausgeflogen.

Kaum hatte ich die Tür hinter mir zugezogen, fiel alles in mir zusammen. Ich saß auf dem Sofa in meinem winzigen Wohnzimmer und blickte ins Leere. Aber der Wahnsinn in meinem Kopf ging weiter. Die Erinnerungen überschlugen sich. Es war wie Fernsehgucken im eigenen Gehirn, nur konnte ich den Ausschalter nicht finden. Ich war kurz vorm Durchknallen.

Trotzdem hatte ich Hemmungen, Frau B. aus Essen über Weihnachten zu stören. Sie hatte gesagt, ich könnte mich jederzeit bei ihr melden. Am Ende der Fragesitzung war ich so verwirrt gewesen, dass ich nicht einmal mehr aus der Uniklinik herausgefunden hatte. Ich musste Frau B. von der Kinderstation aus anrufen lassen. Dorthin hatte ich mich verlaufen. Sie holte mich ab und brachte mich bis vor die Tür. Es war nicht schwer gewesen zu sehen, wie fertig ich war. Ihr Hilfeangebot schien mir aufrichtig, dennoch wollte ich sie mit meinen Problemen nicht über die Feiertage stören.

Vorerst musste ich mir allein helfen, musste mich von diesen andauernden Strömen der Erinnerung befreien. Ich setzte mich an meinen Schreibtisch und schrieb auf, was mich unablässig quälte. Vielleicht konnte ich den schrecklichen Verdacht, der seit der Studie in mir gärte, ausräumen, vielleicht konnte ich ihn bestätigen. Ich wusste nicht, welche Möglichkeit ich mir mehr wünschen sollte.

Kapitel 2

»Ich darf nicht vergessen, dass ich ein Mädchen bin!«

Schon bei meiner Geburt muss es Zweifel gegeben haben, denn ich erinnere mich an einen mehr gemurmelten als gesprochenen Satz meines Vaters, als er schon ein alter Mann war. Er lebte seit dem Tod meiner Mutter einige Jahre zuvor allein in K. am Niederrhein. Ich hatte ihn besucht. Oft kam das nicht mehr vor. Ich erzählte ihm von meiner ersten Anstellung.

»Sollten wir uns so geirrt haben?«, fragte er plötzlich aus dem Nichts und blickte dabei geistesabwesend in den Raum.

Ich stellte meine Teetasse zurück auf den Unterteller. »Was hast du gesagt?«

»Nichts, nichts, Junge, ist schon gut. Erzähl nur weiter.«

Das war alles. Das war alles, was ich je von den möglichen Zweifeln meiner Eltern erfuhr.

Ob sie nach der Entbindung gerätselt haben und wer letztlich die Entscheidung fällte – ich weiß es nicht. Irgendwo zwischen dem Kreißsaal und dem Schreibtisch, auf dem meine Geburtsurkunde ausgefüllt wurde, mussten meine Eltern, die Hebamme und der Arzt zu dem Schluss gekommen sein, dass ich ein Junge sei.

Mein Penis war vermutlich sehr klein, aber es war in ihren Augen eindeutig ein Penis. Auch wenn er vorne kein Loch hatte. Das

Wasser kam wie bei einem Mädchen. Aber es war eben zu viel an mir dran für ein Mädchen. Einen Scheideneingang konnte man nicht finden. Erst spät im Erwachsenenalter erfuhr ich, dass ich eine ganz normale Scheide besaß. Die Schamlippen waren nur über ihrem Eingang zusammengewachsen. Sie haben gedacht, dass das ein unterentwickelter Hodensack sei – zwar ohne Hoden, aber die saßen vielleicht im Bauchraum oder in der Leiste und kämen später runtergerutscht. So etwas kam schon mal vor. So wurde ich also ein Junge.

Sie nannten mich Thomas. In ihren Ohren ein schöner Name, ein biblischer. Ich aber habe diesen Namen immer gehasst. Auch wenn er irgendwie zu passen schien – der ungläubige Thomas.

Meine Eltern waren schwer katholisch. Ich war das sechste von sieben Kindern. Nach mir kam nur noch meine Schwester Brigitte. Mit ihr und meinen beiden Brüdern Klaus und Wilfried lebte ich zusammen mit meinen Eltern in K. Die älteren Geschwister hatten schon das Weite gesucht und waren nach Köln zum Studieren gegangen.

Meine Eltern waren einfache Leute: Mein Vater war zu Beginn des Jahrhunderts geboren, hatte den Kaiser noch gesehen und später am Atlantikwall mitgebaut. Er war Architekt. Meine Mutter kam aus dem Allgäu. Er hatte sie in Aachen während seines Studiums kennengelernt. Sie machte in einem gutbürgerlichen Restaurant ihre Ausbildung zur Restaurantfachfrau. Dort hatte er sie gesehen und sich in sie verliebt. Sie heirateten noch während der Kriegsjahre, gleich nachdem er von seinem ersten Wehrmachtseinsatz zurückgekehrt war. Mein ältester Bruder wurde noch im Krieg geboren. Mein Vater nahm seine junge Ehefrau mit nach K. an den Niederrhein, wo er geboren war. Es muss die große Liebe gewesen sein, sonst hätte meine Mutter das nicht durchgestanden: Ihr Dialekt, ihre Gebräuche, ihre Küche ließen sie dort ein Leben lang eine Außenseiterin bleiben. Vertraute hatte sie wenige, auch nicht innerhalb der Familie meines Vaters. Warum er eine aus Süddeutschland geheiratet hatte, haben sie nie verstanden. Gab doch genug Mädchen aus den Dörfern ringsum. Da wusste man wenigstens, wo man dran war. So war die Stimmung in K.

Sie hatte nur ihren Mann und uns Kinder – und ein striktes Gerüst für ihr Leben. Sie führte ein strenges Regiment: Ordnung, Sauberkeit, Pflichtbewusstsein. Wenn sie etwas hasste, dann war es Schlamperei. »Keine Lust« gab es nicht. Sie schmiss uns an jedem Tag des Jahres gleich früh aus den Betten und erwartete, dass wir unsere Pflichten erfüllten, wie sie die ihren übernahm. Für uns hieß das: Ordentlich zur Schule gehen, Hausaufgaben machen, sonntags geschniegelt in die Kirche. Am Samstagabend stellten wir uns in einer Reihe vor dem Badezimmer auf, und sie holte uns einzeln herein und schrubbte uns in der Badewanne sauber. Bei aller Strenge war sie niemals grob und achtete sehr darauf, dass auch wir höflich miteinander umgingen. Schreien, Zanken, Widerworte, das gab es nicht. Wenn sie mal Streit mit meinem Vater hatte, bekamen wir kaum etwas davon mit. Nur manchmal konnte ich sie abends, wenn ich schon im Bett lag, hinter verschlossenen Türen zanken hören. Aber am nächsten Morgen merkte man den beiden nichts mehr davon an. Sie funktionierten beide wie Uhrwerke, und wir funktionierten genauso: stets sauber, pünktlich, ohne Launen.

Meine Mutter hatte nur eine einzige Schwäche, und das war meine kleine Schwester Brigitte. Anders als meine Brüder und ich hatte Brigitte ein Einzelzimmer. Sie hatte Kuscheltiere und eine zauberhafte kleine Puppe mit blonden Zöpfen und einem aufgemalten roten Mündchen. Brigitte durfte sich weitaus mehr herausnehmen als wir, denn sie war Mamas Prinzessin.

Ich war schrecklich neidisch auf sie, und doch war Brigitte meine beste Freundin während der Kindheit. Mit ihr schlich ich mich oft ins elterliche Schlafzimmer. Die altmodische Kommode meiner Mutter mit dem wuchtigen aufgesetzten Spiegel zog uns magisch an. In den Schälchen und Dosen, die auf der Kommode standen und sich im Spiegel doppelten, bewahrte Mutter ihre Schminksachen und ihren Schmuck auf. Wir malten uns an und steckten uns ihre Ringe an die kleinen Kinderfinger und stolzierten vor dem Spiegel hin und her. Wenn wir schließlich so bemalt und mit Schmuck behängt waren, dass wir keinen freien Fleck mehr am Körper hatten, verzierten wir sogar den Spiegel. Mit Tüchern und Ketten wurde er ebenso geschmückt wie wir, sodass er zu einem würdigen Rahmen für unsere zauberhaften Erscheinungen wurde. Auch wenn wir uns bei diesen Aktionen sehr um Heimlichkeit bemühten, so blieb doch selten unentdeckt, dass wir wieder einmal »an Mamas Sachen« gewesen waren. Meine Mutter schimpfte mit uns, allerdings bewahrte uns ihre übergroße Zärtlichkeit für meine Schwester vor Schlimmerem.

Eines Abends vor dem Abendbrot deckten Brigitte und ich den Tisch. Meine Mutter stand am Herd, und wir drei unterhielten uns scherzhaft. In der Nachbarschaft hatte eine junge Mutter ihrem Neugeborenen einen in unseren Ohren fürchterlichen Namen gegeben. Wir lachten darüber, und eine Diskussion über Namen entspann sich.

Meine Mutter fragte: »Brigitte, bist du denn mit deinem Namen zufrieden?«

»Nein!«, stieß das kleine Mädchen selbstbewusst hervor.

»Wie hättest du denn lieber geheißen?«

»Egal, alles ist besser als Brigitte.« Meine Mutter sah gekränkt aus, aber es sollte noch schlimmer kommen: »Und du, Thomas? Wie hättest du gern geheißen?«

»Christiane.«

Brigitte quietschte vor Vergnügen über meinen gelungenen Scherz, aber es war mir ernst. Ich hätte wirklich gern so geheißen. Meine Mutter bedachte mich mit einem irritierten Blick und wandte sich ihren Kartoffeln zu. Es war der gleiche Gesichtsausdruck, mit dem sie mich beobachtete, wenn ich mit Brigitte und ihrer besten Freundin Glanzbilder austauschte. Ganz verliebt waren wir in diese kleinen, verletzlichen Bildchen, die mit Glitter bestäubt waren und Vögel, Blumen, Elfen, Kinder und Tiere in all ihrer kitschigen Herrlichkeit zeigten. Wir klebten sie in Alben und schrieben »sinnreiche« Sprüche darunter: »Sei wie das Veilchen im Moose, sittsam, bescheiden und rein ...«

Manchmal trat mein Vater hinzu: »Thomas, die anderen Jungs sind alle draußen Fußball spielen, und du hockst hier bei den Mädchen. Geh mal an die frische Luft, du Stubenhocker.« Ich tat immer, was von mir verlangt wurde, aber Lust hatte ich keine. Ich befürchtete, die schönsten Bilder würden ohne mich ausgetauscht werden. Dazu kam, dass ich im Fußball eine Null war. Ich fühlte mich in der Gesellschaft der anderen Jungs längst nicht so wohl wie bei den Mädchen. Die Angebersprüche und das raue Gehabe waren mir fremd.

Unter den Jungs im Dorf waren »Bandenkriege« damals schwer in Mode. Das Revier der einen ging bis zur Ginsterhecke hinter der Kirche, das der anderen bis zum Baum auf dem Bolzplatz. Diese Reviere wurden bis aufs Blut verteidigt. Bandenchef war der, der alle anderen niederringen konnte. In der Bande aus meiner Nachbarschaft war das Andreas. Er war nicht eben groß, dafür aber schnell und zäh. Außerdem war er ein guter Libero. Seine Führungsqualitäten standen damit außer Zweifel. Meist fand man ihn und seine Truppe auf dem Sportplatz. Wenn ich also dem deutlichen Wunsch meines Vaters folgen wollte, so ging ich als Erstes dorthin.

Schon von Weitem sah ich die Jungs zusammenstehen. Zum Glück spielten sie heute wenigstens nicht Fußball. Andreas lehnte lässig an der Eiche, die sonst als linker Torpfosten diente und die südliche Grenze seines Reiches markierte. Die anderen standen um ihn herum in Erwartung neuer Aufträge, denn auch das musste man Andreas lassen: Ideen für Mutproben, Abenteuer und Streiche gingen ihm nie aus. Aber auch er hatte schwache Momente: »Ey, Thomas«, rief er mir bereits von Weitem zu, »wenn du zur Flitzebogenbande gehören willst, dann musst du Kai, Sebastian und Hannes besiegen. Nacheinander. Mann gegen Mann.« Nicht besonders originell.

»Ich will aber nicht«, antwortete ich und trat zu ihnen in den Kreis.

»Feigling!«, raunte Kai zu mir herüber.

»Na, dann lass es eben.« Andreas sah mich geringschätzig an.

»Hau ab, Weichei! Mit Mädchen können wir hier nichts anfangen.« Kai witterte seine Chance. Er war selbst nicht gerade einer der Stärksten und bekam oft genug eine verpasst. Dennoch hätte er leichtes Spiel mit mir gehabt. Jetzt konnte er vor Andreas und den anderen den harten Mann markieren. Alle wussten, wie schlecht ich mich prügeln konnte. Ich hatte einfach zu viel Angst, zögerte zu lange. Sie machten sich immer lustig darüber, wie ich meine Arme vor das Gesicht riss und unbeholfen nach ihnen trat. »Guckt mal, wie ein Mädchen!«, schrien sie dann. Meine weichen Gesichtszüge und das gelockte Haar waren ihnen zusätzliche Angriffspunkte. »Die Prinzessin hat Angst, dass sie sich die hübsche Nase verbeult.«

Aber heute war Andreas in sanftmütiger Laune: »Ach, lass ihn«, sagte er. »Kannst ruhig dableiben, aber du hast kein Stimmrecht.« Der Chef hatte gesprochen.

Beinah wäre es mir lieber gewesen, Kai hätte mir eine reingehauen und ich wäre wieder nach Hause gegangen. Mein Vater hätte sich über eine blutige Nase vielleicht sogar gefreut. So ein Orden echter Männlichkeit hätte die Zweifel an seinem femininen Sohn vielleicht für einige Zeit ruhig gestellt. Jetzt musste ich wohl oder übel mit ihnen durch die Gegend ziehen. Sie trabten los auf der Suche nach dem, was sie »Abenteuer« nannten: die andere Bande aufspüren oder zumindest deren Spielstätten verwüsten; Ochsen auf der Weide reizen und mit Eicheln beschießen. Ihre Spiele langweilten mich. Ich schlich hinter ihnen her und war ohne Lust bei der Sache. Bei Mutproben – vom Klingelmännchen, Omas mit Knallerbsen erschrecken bis zum Briefkasten zukleben – musste ich Schmiere stehen. Das war ein guter Posten, da konnte man sich schnell dünnmachen. Meist strich ich dann noch eine Weile durchs Örtchen oder lief nach Hause, in der Hoffnung, dass Brigitte und ihre Freundin da waren. Ihnen kam es nicht seltsam vor, dass ich als Junge mit ihnen spielen wollte. Ich war unter ihnen wie ihresgleichen. Sie akzeptierten mich.

Allerdings ging ich manchmal selbst für meine Schwester zu weit; und zwar dann, wenn es um ihre Puppe ging: Heimlich nahm ich ihren Schatz und versteckte ihn in meinem Bett. Ich vergötterte dieses kleine Wesen mit den zierlich gespitzten Lippen und den großen Augen. Ich kämmte es und flocht die Zöpfe neu. Ich zog es an und aus. Ich küsste es, und ich vertraute ihm mein größtes Geheimnis an: »Ich bin ein Mädchen wie du.«

Sobald der Diebstahl entdeckt wurde, fing Brigitte erbarmungslos an zu schreien. Meine Mutter kam dazu und nahm mir wütend die Puppe weg: »Thomas! Es reicht!« Ich selbst hatte nicht mal einen Teddy.

Es war offensichtlich, dass ich ein außergewöhnlicher kleiner Junge war. In Art und Aussehen ein femininer, weicher Junge und ohne großes Interesse an den Dingen, für die sich so viele andere Jungs in meinem Alter begeisterten. Ganz tief drinnen wusste ich, dass ich nicht zu ihnen gehörte und eigentlich ein Mädchen war. Aber mein Umfeld schien das zu ignorieren. So war Brigittes Püppchen meine einzige Vertraute. Zum ersten Mal in meinem Leben tat sich der Zwiespalt auf, der mich mein ganzes Leben begleiten sollte: Einerseits bemühte ich mich redlich, Thomas zu sein, wollte meinen Eltern gefallen, wollte das sein, was man mir sagte. Ich ahnte und spürte: Nur so akzeptierte man mich, nur so konnte ich überleben. Andererseits sprach ich mir abends im Bett immer wieder vor: »Ich darf nicht vergessen, dass ich ein Mädchen bin. Ich darf nicht vergessen, dass ich ein Mädchen bin ... Wenn ich groß bin, werde ich mich daran erinnern, dass ich ein Mädchen bin.«

Mein Leben »dazwischen« hatte begonnen.

Meine mädchenhaften Gefühle gerieten schnell in Konflikt mit meinem Körper. Der machte sich in seine eigene Richtung selbstständig und ließ mich in totaler Verwirrung zurück.

Was bei meiner Geburt nicht erkannt wurde, war die hormonelle Störung, die in meinem Körper tobte. Ich wurde mit dem Adrenogenitalen Syndrom geboren – einem vererbbaren Enzymmangel, der die ausreichende Produktion von Kortison in der Nebennierenrinde verhindert. Kortison ist ein lebenswichtiges Stresshormon, das in Situationen wie Krankheit, körperlicher Anstrengung, Verletzung oder Schock vom Körper gebildet wird, damit der Organismus stabil bleibt. Fehlt es, so kann das lebensgefährlich werden. AGS-Patienten müssen ihr Leben lang Kortison zuführen, um sicher zu leben. Ich bekam es erst mit 20 Jahren – und es grenzt an ein Wunder, dass ich ohne Kortison bis dahin überlebt hatte. Kortison beeinflusst auch den Zucker-, Salz- und Wasserhaushalt im Körper. Gerade der Salzmangel kann gefährlich werden. Neugeborene mit AGS können an der sogenannten Salzverlustkrise sterben. Auch das hatte ich irgendwie überstanden. Ich erinnere mich aber, dass ich in meiner Kindheit in regelrechten Anfällen händeweise Salz aß, wenn keiner hinsah.

AGS verursacht noch ein weiteres Problem: Die Nebennierenrinde kann das Kortison nicht fertigstellen, es bleibt in einer unzureichenden Vorstufe stecken. Jetzt wandelt der Körper diese Vorstufe in männliche Hormone um – vor allem Testosteron. Das alles nimmt schon im Mutterleib seinen Anfang.

Bei einem männlichen Embryo mit AGS passiert in seiner körperlichen Entwicklung zunächst nichts Ungewöhnliches, denn er ist ja auf Testosteron ausgelegt. Seine Genitalien entwickeln sich meist ganz normal, auch wenn er später möglicherweise mit Salzverlust und Kortisonmangel zu kämpfen hat. Ein schwaches AGS bei einem Jungen kann ohne Weiteres sein Leben lang unentdeckt bleiben. In meiner Familie muss es bereits AGS gegeben haben, denn es wird vererbt. Wahrscheinlich ist es einfach nicht bemerkt oder nicht als AGS erkannt worden.

Bei einem weiblichen Embryo wie bei mir sieht es allerdings anders aus. Wenn so ein kleines weibliches Wesen mit einer Überdosis Testosteron konfrontiert wird, gerät das Gleichgewicht aus den Fugen. Die inneren Geschlechtsorgane – Eierstöcke, Scheide, Gebärmutter – entwickeln sich, und das Mädchen hat auch einen weiblichen Chromosomensatz von XX und nicht XY wie ein Mann, aber die äußeren Geschlechtsorgane weichen ab: Die Klitoris wächst sich zu einem kleinen Penis aus, die Schamlippen formen sich nicht richtig und können zusammenwachsen – so war es auch in meinem Fall. Das Mädchen hat dann nach außen ein uneindeutiges Geschlecht. Schaut man das Kind also bloß äußerlich an, bleibt einem nur Rätselraten.

Das Adrenogenitale Syndrom ist eine der häufigsten Formen von Intersexualität. Intersexualität, oder auch Disorders of Sexual Development (DSD), wie die Mediziner es heute nennen, fasst als Überbegriff mehr als 25 verschiedene Erscheinungsformen zusammen. Menschen, die mit Intersexualität geboren werden, besitzen gleichzeitig – teilweise oder vollständig – Geschlechtsmerkmale von Mann und Frau. Ursachen und Formen sind sehr verschieden, und über viele weiß man bis heute nur wenig.

Manche sind vererbbar, andere haben mit zufälligen genetischen Abweichungen zu tun. Frauen haben zwei X-Chromosomen, im Gegensatz zu Männern, die einen XY-Chromosomensatz besitzen. Bei manchen Intersexuellen sind das XX für Frauen und das XY für Männer durcheinandergeraten, oder die Abschnitte auf den Chromosomen, die für die Geschlechtsentwicklung zuständig sind, arbeiten nicht richtig. Manche Wissenschaftler zählen zum Beispiel das bekannte Turner- sowie das Klinefelter-Syndrom dazu. Andere dagegen nicht, weil bei den beiden Syndromen das äußere Geschlecht mit dem genetischen übereinstimmt.

Bei anderen Intersexuellen sind es die Hormone, die verrücktgespielt haben: Es gibt Überproduktionen durch Stoffwechselstörungen oder Resistenzen, die dazu führen, dass Sexualhormone nicht richtig vom Körper aufgenommen werden können. Mal vermännlicht dann ein weiblich angelegter Körper, oder ein männlich ausgerichteter tut es eben nicht und das Erscheinungsbild ist weiblich – zugegebenermaßen sehr verwirrend. Allen Formen gemeinsam ist, dass es schon im Mutterleib, während der Phase der sexuellen Differenzierung zu Männlich oder Weiblich, Störungen gegeben haben muss.

Ob man genetisch Mann oder Frau ist, wird schon bei der Befruchtung der Eizelle festgelegt. Die Entwicklung der inneren und äußeren Geschlechtsorgane findet dann innerhalb des ersten Drittels der Schwangerschaft statt, gesteuert durch die Hormone. Als was wir uns später fühlen, wird jedoch erst in der zweiten Hälfte der Schwangerschaft vorbereitet, wenn das Gehirn sich in männliche oder weibliche Strukturen fügt. Abgeschlossen ist dieser Prozess erst viel später, in der Pubertät, wenn die Eierstöcke oder Hoden richtig anfangen zu arbeiten und den Körper durch die Ausschüttung von Östrogen oder Testosteron verändern.

Ein langer Weg voll genetischer und hormoneller Fallstricke, über die man stolpern kann. Die Zahlen darüber, wie viele stolpern, sind sehr unterschiedlich. Viele Fälle werden erst spät oder gar nicht erkannt, und es gibt in Deutschland keine offiziellen Statistiken dazu. Man kann davon ausgehen, dass bei etwa jedem fünftausendsten bis dreitausendsten Baby der Hebamme der Atem stockt, weil sie nicht weiß, ob sie »Ein Junge!« oder »Ein Mädchen!« rufen soll. Nur zum Vergleich: Transsexualität gibt es bei etwa jedem fünfzigtausendsten Menschen. Rund zehnmal seltener also als Intersexualität. Dennoch weiß man über Transsexualität viel mehr.

Offiziell gibt es Intersexuelle gar nicht, denn üblicherweise wird innerhalb von sieben Werktagen das Geschlecht des Kindes in die Geburtsurkunde eingetragen. Da kann man zwar in unklaren Fällen um Aufschub bitten, aber das geschieht sehr selten. Die meisten Eltern sind verständlicherweise überfordert. Die Entscheidung, ob Junge oder Mädchen, fällt meist schnell; richtig ist sie deswegen noch nicht.

Nicht bei allen Intersexuellen liegen bei der Geburt uneindeutige äußere Genitalien vor. Manche merken es erst in der Pubertät, wenn zum Beispiel dem »Mädchen« ein Bart wächst, weil im Bauchraum liegende Hoden plötzlich die Produktion von Testosteron aufnehmen. Sie wundern sich, warum sie keine Periode bekommen, bis ein Ultraschall klärt, dass sie gar keine Gebärmutter haben. Noch vor einer Generation waren regelmäßige gynäkologische Untersuchungen und Ultraschallbilder nicht an der Tagesordnung, und viele Betroffene erfuhren von ihrer Andersartigkeit erst, als ihr Kinderwunsch unerfüllt blieb, denn viele Intersexuelle sind steril.

Eine junge Frau, die gern ein Kind haben wollte, bekam dann vielleicht erst im Alter von 25 Jahren vom Arzt gesagt: »Sie können nicht schwanger werden, weil Sie weder Eierstöcke noch Gebärmutter, sondern Leistenhoden und vermutlich auch einen XY-Chromosomensatz haben.« Das ist natürlich ein Schock. Vielen sagte man allerdings auch gar nichts. Sie standen alleingelassen dem Schweigen gegenüber.

Für manche Betroffenen klärt sich mit der Diagnose »Intersexualität« auf, warum sie immer das Gefühl hatten, anders zu sein. Wie es sich anfühlt, in einer Geschlechterrolle zu stecken, die nicht passt, ist kaum zu beschreiben: Was ist los? Warum möchte ich am liebsten heulen, wenn ich mich nackt sehe? Bin ich schwul? Lesbisch? Transsexuell?

Wer weiß schon etwas über Intersexuelle, Zwitter und Hermaphroditen? Das gibt es vielleicht bei Schnecken oder in der griechischen Mythologie, aber doch nicht bei Menschen!

Ein schwieriges Thema in diesem Zusammenhang sind geschlechtsangleichende Operationen, die häufig schon im Kindesalter vorgenommen werden. Die äußerlichen »Hinweise« auf Intersexualität in Form von uneindeutigen Genitalien sind dann verschwunden. Die Betroffenen waren bei dem Eingriff oftmals so jung, dass sie sich nicht oder kaum mehr erinnern.

Die Ärzte rieten den Eltern früher häufig, das Kind auch später nicht darüber aufzuklären. Doch die größten Schäden an Körper und Psyche entstehen gerade dann, wenn das »verordnete« Geschlecht nachher nicht zu dem wirklich gefühlten passt.

Seitdem die Medizin so weit ist, dass sie glaubt, Menschen tatsächlich mit Hormonen und Operationen »umbauen« zu können, seit etwa 50 Jahren also, wird schon im Kleinkindalter geschnitten, gebohrt, genäht und aufgepolstert, was das chirurgische Handwerk hergibt.

Folgende Situation hat sich tausendfach mit wenigen Variationen in deutschen Krankenhäusern abgespielt:

Ein Kind kommt zur Welt. Nach der langen Schwangerschaft und einer anstrengenden Geburt halten die glücklichen Eltern endlich ihr Neugeborenes in den Armen. Vielleicht wussten sie vorher, was es werden sollte, vielleicht auch nicht. Tatsache ist, wenn sie das nackte Kindlein nun betrachten, dann ist es ganz offensichtlich weder ein Junge noch ein Mädchen. Arzt und Hebamme scharren verlegen mit den Füßen. Das macht die Sache nicht gerade besser. »Ja, also, das haben wir hier nicht alle Tage«, sagen sie unsicher.

Von Intersexualität haben die jungen Eltern noch nie etwas gehört. In unserer Gesellschaft gibt es Männer und Frauen. Sie haben keine Ahnung, was jetzt passieren soll. Ist ihr Kind krank? Welchen Namen kriegt es? Als was erziehen sie es? Wie peinlich, was werden die Großeltern sagen? Letztere Frage gilt vor allem für junge Eltern aus Orten wie K.

Der Kollege von der Kinderchirurgie wird dazugerufen, und der sagt: »Kein Problem. Machen Sie sich keine Sorgen. Das regeln wir. Jetzt gleich. Dann kann Ihr Kind ganz normal aufwachsen. Das alles wird es ja nachher gar nicht mehr wissen.« Sollte kein Mediziner an ihrem Bett erscheinen, würden die Eltern einen aufsuchen und ihn dringlich bitten, »das zu regeln«? Unwahrscheinlich ist das nicht, denn sie wollen nur das Beste für ihr Kind.

Geschlechtsangleichende Operationen werden in Deutschland beinah täglich durchgeführt. Die Betroffenen können nicht mit entscheiden, und viele leiden ihr ganzes Leben darunter. Natürlich besonders dann, wenn sich nachher herausstellt, dass in die falsche Richtung operiert wurde. Manche wären gewiss auch einfach gern so geblieben, wie sie waren. Sie hätten ihre eigenen Keimdrüsen behalten können, statt sich lebenslang Hormontabletten zuführen zu müssen, und hätten vielleicht selbst als Frau lieber mit einem kleinen sexuell empfindsamen Penis gelebt als mit einer auf Normgröße abgeschnittenen, weitaus weniger empfindsamen Klitoris.

Aus Scham und aufgrund mangelnder Aufklärung haben Tausende von Eltern ihre Kinder im Dunkeln über ihre Intersexualität gelassen. Wenn das später herauskommt, und zumeist kommt es irgendwie heraus, findet sich das Kind in einer sehr viel schwierigeren Situation wieder, denn dann ist man plötzlich doch nicht der Mensch, von dem man dachte, man sei es. Und beinah noch schlimmer: Die Menschen, die vor allen anderen für mein Wohlergehen zuständig waren, die ich liebe und denen ich vertraue – meine Eltern –, haben mich mein ganzes Leben lang belogen. Das Urvertrauen ist unwiederbringlich zerstört.

Auch erinnern sich viele Betroffene dunkel daran, dass sie als Kind viel im Krankenhaus waren, trotz des hartnäckigen Schweigens von Eltern, Verwandten und Ärzten. Das ist kein gutes Gefühl. »Was war so schlimm, dass bis heute niemand mit mir darüber spricht?«, fragen sich diese Menschen. »Man sagte mir, ich sei krank. Nichts Schlimmes, aber es müsse gemacht werden.« Zurück bleibt die Erinnerung an schmerzhafte Operationen und viele Nachsorgeuntersuchungen.

Sehr viele Intersexuelle wurden früher zu Mädchen operiert, denn das ist »technisch« einfacher. Im Chirurgenjargon heißt das: »It's easier to make a hole than building a pole.« (Es ist einfacher, ein Loch zu bohren, als einen Pfosten zu errichten.) Um den Erfolg einer operativ angelegten Scheide zu garantieren, muss sie nach der Operation gedehnt werden. Da werden verschiedene Größen von abgerundeten Stäben eingeführt, damit die Narben nicht verhärten oder die Scheide zusammenschrumpft.

Wir sprechen hier von kleinen Kindern.

Bonuserinnerungen sind interessierte Medizinstudenten und Nacktaufnahmen. Der Ratschlag »Es ist besser, das Kind weiß nichts davon, sonst kriegt es ein Trauma« ist äußerst zweifelhaft. Ein Trauma durch die medizinische Behandlung zu bekommen erscheint mir wesentlich logischer.

Ich war also ein kleines Mädchen, das fälschlicherweise für einen kleinen Jungen gehalten wurde. Ich hatte durchgehend eine Testosterondosis im Blut, die meinen Körper verrücktspielen ließ. Selbst wenn ich damals gewusst hätte, was mir fehlte, ich wäre doch zu klein gewesen, um es zu verstehen. Was mit mir geschah, war ungeheuerlich. Und genauso fühlte ich mich auch: wie ein Ungeheuer, ein Monster. Es waren so viele Hormone in mir, dass meine Pubertät mit vier Jahren begann.

»Mama, ich habe Bauchweh. Mir tut der Bauch so weh.«

»Ich mache dir eine Wärmflasche.« Meine Mutter verschwand. Ich hörte, wie sie die Treppe hinunterging und in der Küche Wasser aufsetzte. Ich lag im Bett und konnte mich kaum noch rühren. Mein Unterleib brannte wie Feuer.

Erst gestern hatte sie den Dorfarzt S. kommen lassen. »Zieh mal den Pulli hoch.« Während er tastete, sah er mich scharf an. Er war ein unangenehmer Typ, selbstgefällig und eitel, hielt sich für was Besseres als die meisten im Ort, dabei hatte er nicht mal einen Doktortitel. Er war einfach Arzt S.

»Der Junge ist verdammt groß für sein Alter.«

Meine Mutter war aus der Küche zurückgekehrt und hatte sich neben den Arzt an mein Bett gestellt. Ihre Miene war besorgt und verschlossen. Sie nickte stumm. Das war meistens ihre Reaktion, wenn es um mich ging.

»Wie alt ist er jetzt?«

»Fünf.«

»Verdammt groß. Hm, lassen Sie ihn mal ein bisschen im Bett. Vielleicht ist es der Blinddarm. Verdammt groß, der Junge, wirklich. Na, das wächst sich schon raus.«

Vor einem halben Jahr hatte es angefangen. Plötzlich schienen die Kinder aus der Nachbarschaft um mich herum zu schrumpfen. Innerhalb von ein paar Monaten überragte ich sie bereits um einen Kopf. Mir taten die Knochen weh. Mein Körper explodierte, es zerrte an meinen Eingeweiden. Manchmal kam der Schmerz so plötzlich, dass ich mich beim Spielen hinhocken musste, um Luft zu bekommen. Ich presste die Augen zusammen, bis mir weiße Muster vor den Lidern tanzten.

Auch mein Geschlecht wuchs. Jeden Tag bemerkte ich das. Ich konnte sehen und fühlen, wie es wuchs und wuchs. Es sah in meinen Augen schrecklich hässlich aus. Es fühlte sich fremd an, wie etwas, das da nicht sein sollte. Und nun bohrte es sich auch noch unaufhörlich aus mir heraus. Drum herum wuchsen mir Schamhaare. Auch in meinen Achselhöhlen bemerkte ich Härchen. Mich packte das nackte Entsetzen. In meiner Verzweiflung redete ich auf mein Geschlecht ein, es möge bitte aufhören zu wachsen, mich doch endlich in Ruhe lassen. Ich versuchte, es zwischen meinen Beinen zu verstecken, es abzudrücken. Es half nicht. Aber als Kind weiß man das nicht. Ich spürte, ich wurde gezwungen, mich zu verändern. Ich hatte mich dieser Veränderung zu unterwerfen. Ich konnte nichts dagegen unternehmen. Ich hatte Angst vor meinem Körper.

Die Überdosis Testosteron, die über meine Nebennieren jeden Tag in mein Blut gelangte, verursachte diese vorgezogene Pubertät und auch mein plötzliches Größenwachstum. Wenn AGS nicht behandelt wird, dann schließen sich nach einem solchen Schuss in die Höhe die Knochenfugen und ein weiteres Wachstum ist unmöglich. Für mich hieß das, als Kind ein Riese und als Erwachsener ein Zwerg zu sein.

Ich war völlig verstört und weinte mich immer häufiger abends in den Schlaf. Auch tagsüber überkamen mich Weinkrämpfe. Meine Eltern und Geschwister haben das entweder nicht wahrgenommen oder bewusst übersehen. Niemand fragte mich, was mit mir los sei. Ich hatte das deutliche Gefühl, dass mir etwas fehlte, worüber man nicht spricht. Bei uns wurde über vieles nicht gesprochen, aber dass man meine offensichtliche Verzweiflung übersah, war verstörend. Es musste etwas Schreckliches mit mir nicht stimmen.

Ich nahm all meinen kindlichen Mut zusammen und sprach meine Mutter an, als ich mit ihr einmal allein war. Sie wusch mich in der Badewanne ab. Sie war die Einzige, die mich überhaupt nackt sah. Sonst waren wir Kinder immer bekleidet. Das gehörte zu unserer Erziehung »als Menschen«, wie meine Mutter es formulierte. Im Sommer nackt im Garten mit dem Wasserschlauch spielen oder im Badezimmer herumalbern, das gab es nicht.

Sie muss gewusst haben, dass etwas mit meiner Entwicklung nicht stimmte. Wahrscheinlich war sie genauso hilflos und verzweifelt wie ich.

»Warum wächst das alles zwischen meinen Beinen?«

Sie schwieg und seifte mich weiter ein.

»Mama, warum wächst das alles da unten? Das passt gar nicht, ich bin ein Mädchen.«

34

»Thomas! Du bist ein Junge. Schluss jetzt!« Mehr sagte sie nicht dazu. Sie konnte mir nicht helfen. Sie war mit meinen gegengeschlechtlichen Gefühlen überfordert.

Ich blieb allein. Ein riesengroßer Fünfjähriger mit Schambehaarung und dem Geschlecht eines 15-Jährigen, der sich als Mädchen fühlt und auch so aufführt – und das in einem Dorf am Niederrhein, wo das Mittelalter noch gelebt wurde. Meine Chancen waren schlecht, und ich spürte das. Ich zog mich völlig in mich zurück. Ich gewöhnte mir an, mit gebeugtem Rücken zu laufen, damit ich kleiner wirkte. Von da an mied ich die anderen und versuchte abzutauchen, mich unsichtbar zu machen. Es sollte mir nicht gelingen.

Am Tag meiner Einschulung war ich aufgeregt, und ich freute mich, dass ich nun endlich Lesen und Schreiben lernen sollte. Die Abenteuerromane meiner größeren Brüder faszinierten mich. Die Bilder auf ihren Umschlägen beflügelten meine Fantasie, und ich konnte es kaum erwarten, sie endlich lesen zu können. Meine Mutter hatte mich für meinen großen Tag geschrubbt und gebürstet. Ich trug meinen besten Pullover und neue Hosen mit Bügelfalte. So etwas war ihr wichtig. Bloß keine Angriffsfläche für die Missgunst der anderen bieten, die meine Mutter stets von oben herab als »Ausländerin« betrachteten. Alle anderen waren ordentlich und sauber, ich aber blitzte.

Meine Mutter begleitete mich in ebenso adretter Aufmachung zur Grundschule. Gemeinsam mit ihr durchschritt ich das eiserne Tor. Auf dem Schulhof waren bereits viele Kinder versammelt. Ich reihte mich in die Gruppe ein, und meine Mutter ging zu den Erwachsenen. Nach und nach stießen auch die Lehrer dazu, die wir Kinder mit einer aufgeregten Mischung aus Neugier, Angst und Ehrfurcht betrachteten. Die Erwachsenen ließen ihre Blicke wohlwollend über die Schar herausgeputzter Kinder schweifen.

Ich spürte, wie ihre Blicke immer wieder an mir hängen blieben. Ich war mit enormem Abstand der Größte in der Gruppe. Ich sah nicht aus wie ein sechsjähriger Schulanfänger. Ich sah mindestens aus wie elf, wie ein Schüler der fünften Klasse. Ich fühlte mich unwohl und starrte unablässig zum gusseisernen Tor des Schulhofs – vielleicht tauchte ja noch ein Kind auf, das ebenso groß war wie ich; zumindest annähernd. Meine Hoffnung erfüllte sich nicht.

Wir wurden von den Lehrern aufgefordert, uns in Zweiergruppen aufzustellen. Ich stand ganz hinten. Dann ging es los: Vorneweg marschierten die Lehrer, am Ende unsere Eltern. So wurden wir feierlich über den Schulhof in das alte Schulgebäude geführt. Dort angekommen, versammelten wir uns in einem großen Saal. Er war voll mit kleinen Stühlen. Wir Kinder sollten uns setzen, während die Eltern hinter uns stehen bleiben sollten. Ich setzte mich in die letzte Reihe auf einen, so schien mir, winzigen Stuhl. Ich musste an Schneewittchen denken. Auch die anderen Kinder setzten sich der Reihe nach hin. Nach einer Weile begannen sie zu flüstern. Sie drehten sich nach mir um. Einige bestaunten mich mit offenen Mündern.

»Ein Riese. Ist der aber groß!«, hörte ich ein Mädchen sagen. Ich starrte auf meine Füße und hoffte, dass nun endlich einer der Lehrer anfangen würde zu sprechen, damit ich nicht weiter im Mittelpunkt stand. Ich beugte mich nach vorn, wie ich es mir angewöhnt hatte, und zog die Schultern ein. Ein paar Zentimeter konnte ich so schrumpfen, aber das reichte nicht. Ich war einfach zu groß. Der Saal füllte sich weiter. Ich bemerkte, wie einige Erwachsene von der Seite in den Mittelgang traten und mich von dort aus dreist begafften. Sie glotzten mich von oben bis unten an. Ich senkte erneut den Blick auf meine Schnürsenkel. Leider standen die anderen Eltern nicht weit genug entfernt, dass ich sie hätte überhören können.

»Der gehört doch wohl nicht in die erste Klasse!«

»Na, vielleicht macht er sie nicht zum ersten Mal?«

»Dann wäre er wohl kaum bei der Einschulungszeremonie.«

»Wahrscheinlich dreimal sitzen geblieben!«

»Der ist bestimmt geistig zurückgeblieben.«

»Niemals erste Klasse!«

Angstvoll und mit starrem Blick hockte ich nach vorn gebeugt da und versuchte vergeblich, mich vor ihren Schimpfattacken zu schützen. Ihre Beleidigungen nahmen kein Ende. Ich hatte mich so sehr auf diesen Tag gefreut. Ich bemühte mich, taub zu sein gegen ihre Verleumdungen. Ich wollte nur noch nach Hause. Neben mir sah ich einen Jungen wieder aufstehen. Seine Mutter beugte sich zu ihm herab und fasste ihn sanft an der Schulter: »Komm, Hansi, du brauchst nicht neben einem Riesen sitzen, hier drüben ist auch noch ein Stuhl frei.«

Tief verzweifelt und Hilfe suchend blickte ich mich nach meiner Mutter um. Sie stand nicht hinter meinem Stuhl. Mein Blick streifte durch die Reihen der keifenden Erwachsenen. Ich konnte sie nirgends entdecken. Sie war nicht mehr da.

»Schämen Sie sich gar nicht? Es reicht wohl! Nehmen Sie bitte Ihre Plätze ein!« Endlich bereitete jemand dem Tumult ein Ende. Es war der Schuldirektor, der die Eltern mit wenig Worten zum Schweigen brachte.

»Wo ist deine Mutter?«, fragte er mich.

»Ich weiß nicht.«

Er ging zurück zu seinem Platz. Ich blieb allein zurück und weinte während der ganzen Zeremonie leise. Immer wieder hob ich meinen Blick, um mich nach meiner Mutter umzusehen. Sie blieb verschwunden.

Später wurden wir Kinder in unsere Klassen gebracht und erhielten unsere erste richtige Schulstunde. Für mich jedoch war aller Zauber, den das Wort »Schule« zuvor besessen hatte, verflogen. Zum Schluss des ersten Schultages durften die Kinder dann ihren Eltern ihren Sitzplatz im Klassenzimmer zeigen. Dann gingen die Familien nach Hause. Ich wartete vergeblich und blieb allein im Klassenzimmer zurück. Unsere Klassenlehrerin wartete eine Weile mit mir, dann schickte sie mich nach Hause.

Dort lag meine Mutter auf dem Sofa und döste.

»Warum hast du mich allein gelassen? Wo warst du?«

»Ach, Thomas, da brauchte ich doch nicht die ganze Zeit dabei zu sein.«

»Die haben über mich geredet, weil ich so groß bin!«

»Ich war müde, da bin ich schon mal nach Hause gegangen.«

»Ich wollte dir meinen Sitzplatz zeigen, wie die anderen Kinder auch!«

»Den kann ich mir ja immer noch mal anschauen. Ich wusste nicht, dass das so wichtig für dich ist.«

Ich spürte, dass sie mich anlog. Gerade als die Erwachsenen und Kinder über mich herfielen, mich verhöhnten und verspotteten, war sie nicht für mich da. Sie war einfach gegangen.

Zu meiner Überraschung stand sie am nächsten Schultag nach Unterrichtsschluss vor unserem Klassenzimmer. Sie kam herein und schaute sich meinen Platz an, danach gingen wir gemeinsam nach Hause. Sie hatte vermutlich ein schlechtes Gewissen, denn in den kommenden Wochen begleitete sie mich jeden Tag zur Schule und holte mich zur Mittagszeit wieder ab. So machte sie bei mir ihren Fehler wieder gut.

Meine ersten Schreibversuche kratzten und quietschten auf der Schiefertafel. Dieses kleine Schieferrechteck, die weiße Kreide und das winzige Schwämmchen, das an einer schwarzen Kordel vom Holzrahmen der Tafel herabbaumelte, haben sich tief in mein Gedächtnis eingeprägt. Die Vorderseite der Tafel zierten fünf dunkelgrüne Schreiblinien, während die Rückseite ganz blank war. Wir waren die letzte Klasse, die auf solchen Tafeln Schreiben lernte. Meine kleine Schwester Brigitte gehörte schon der nächsten Generation an – der Füllergeneration. Zum Schrecken aller Eltern schrieben sie und ihre Klassenkameraden sofort mit Tinte in die Schulhefte.

Ich war einer der Besten im Lesen, Schreiben und Rechnen, und ich war so stolz auf meine Schiefertafel, als brächte sie und nicht ich die richtigen Antworten hervor. Irgendwie vermisse ich sie. Unsere Klassenlehrerin schwang vor ihrer ungleich größeren Tafel den Arm hin und her und wiederholte die riesigen Buchstaben. Schwungvoll setzte sie AaBbCc, und wir verfolgten fassungslos staunend ihre Malübungen. Dieses Phänomen, dass Buchstaben Sprache sein sollten, war so unglaublich. Dass wir selbst eines Tages in der Lage sein sollten, Worte in Schrift zu fassen, lag außerhalb unserer Vorstellung. Wie sollte das gelingen? Es waren so viele Buchstaben, so viele. Ebenso dachten wir über das Lesen und die Grundrechenarten. Bemüht quietschten wir im Konzert das kleine Einmaleins auf unsere Täfelchen. Es gibt so viel zu lernen, wenn man ganz am Anfang steht.

Unsere Lehrerin ermöglichte uns einen guten Start. Sie war begeistert von ihrer Aufgabe, und sie steckte uns mit ihrer Begeisterung an. Ich mochte sie besonders, denn immer wieder ergriff sie für mich Partei, wenn Kinder sich über mich lustig machten. Aber das kam nicht mehr oft vor. Die anderen hatten sich an mein Aussehen und an meine Andersartigkeit gewöhnt. Dass ich nicht doof war, hatten sie auch gemerkt. Ich war nicht beliebt, ich blieb ein Außenseiter, aber ich konnte unter ihnen ohne größere Schwierigkeiten überleben.

Das erste und zweite Schuljahr hatte ich nach meinem schlechten Start gut hinbekommen. Am letzten Schultag vor den großen

Ferien stellte sich unsere Lehrerin vor ihren Schreibtisch. Sie holte tief Luft und überlegte einen Augenblick, was sie sagen wollte. Das war nicht ihre Art. Normalerweise zwitscherte sie immer geradeheraus. Unsere Aufmerksamkeit stieg, obwohl wir alle nur eins wollten: raus in die Ferien!

»Liebe Kinder!«, jetzt wussten wir, dass es etwas Ernstes sein musste. »Im kommenden Jahr werde ich nicht mehr eure Lehrerin sein.« Die Enttäuschung stand uns allen ins Gesicht geschrieben, das konnte sie auch ohne ABC lesen. »Ich werde im August heiraten und nach Köln ziehen.« Ehrlich gesagt freuten wir uns nicht für sie, wir waren traurig, dass sie ging.

Was ihr Umzug für mich bedeuten sollte, erfuhr ich erst sechs Wochen später, als unser neuer Lehrer den Klassenraum betrat. Zackigen Schrittes kam er ins Klassenzimmer und ließ einen Stapel dicker Wälzer unheilvoll auf den Schreibtisch knallen. »Setzen!«, tönte er befehlsmäßig. Er nahm Haltung an, verschränkte die Arme hinter seinem Rücken und ließ seinen Blick über die Klasse schweifen. Er brauchte keinen Atemzug, um bei mir hängen zu bleiben. »Wie siehst du denn aus? Sitzt da wie ein schiefes Fragezeichen!« Meine Klassenkameraden fingen an zu kichern. »Steh auf!«, befahl mein neuer Lehrer. Er war ein großer, athletischer Typ mit kurz geschorenem blondem Haar. Er kam in die letzte Reihe, um sich den Sonderling genauer anzusehen. Als er an mich herantrat, konnte ich seinen sauren Geruch wahrnehmen. »Mein Gott, was stimmt denn bei dir nicht, du Riese? Wie alt bist du?«

»Acht Jahre.«

»Hat man so was schon gesehen? Stell dich doch mal gerade hin.«

Das Blut schoss mir ins Gesicht. Widerwillig richtete ich mich weiter auf.

»Gerade!« Er stieß das Wort völlig unvermittelt in barschem Befehlston hervor und schlug dabei mit der flachen Hand auf meinen Tisch. Die gesamte Klasse zuckte erschreckt zusammen. Das Kichern erstarb.

»Das werd ich dir schon austreiben. Das hätte es früher nicht gegeben – so schief in der Ecke rumstehen. Setz dich hin!« Er fuhr herum und ging mit strammen Schritten zurück zur Tafel. Die anderen sahen mich noch eine Weile an, dann drehten sie sich nach vorn. Sie stießen sich in die Seite und feixten wegen der guten Vorführung, die ihr neuer Lehrer auf meine Kosten gegeben hatte. Der hatte keine drei Minuten gebraucht, um den zerbrechlichen Frieden, den ich unter ihnen gefunden hatte, zu zerstören. Ab jetzt war ich Freiwild.

Am nächsten Tag betrat er mit einem Besenstiel in der Hand unser Klassenzimmer. Alle schnellten empor, wie es von uns erwartet wurde.

»Guten Morgen!«, rief er stramm und schritt dabei schon zielstrebig auf mich zu.

»Guten Morgen, Herr Lehrer!«, antworteten alle und folgten ihm mit den Blicken auf seinem Weg in die letzte Reihe.

»So, Thomas!« Er lehnte den Besenstiel an meinen Tisch und zog einen dünnen Strick aus seiner Tasche. Er ließ ihn vor meiner Nase hin und her baumeln. Sein schlechter Geruch stieg mir wieder in die Nase. »Umdrehen!«, befahl er.

Mein Körper zitterte, aber ich gehorchte. Er hielt den Besenstiel quer über meine Schulterblätter und band ihn mit dem Strick unter den Achseln hindurch auf meinem Rücken fest. Ich konnte es nicht fassen. Er zog fester an. Ich konnte mich kaum noch bewegen. Es tat weh. Die ganze Klasse hielt den Atem an.

»Wenn das nicht hilft, hilft gar nichts mehr. Setzen!« Ich drehte mich zurück zur Klasse und setzte mich mühsam hin. Bis zum

Ende meiner Grundschulzeit sollte er das in jeder einzelnen Stunde wiederholen. Der anfängliche Schock, den meine Klassenkameraden von diesem Spektakel hatten, hielt nicht lange an. Das schlechte Vorbild des Lehrers machte Schule. Ich wurde ausgelacht und gehänselt. Auf dem Schulhof stand ich nun allein. Ich weiß nicht mehr, was schlimmer war: die Demütigung im Unterricht oder die Einsamkeit auf dem Schulhof. Der Einzige, der in dieser schrecklichen Zeit völlig unbeeindruckt blieb, war mein Körper. Der führte weiterhin sein Eigenleben und wuchs einfach weiter.

Ich zog mich noch mehr in mich zurück. Mein Schulweg führte durch das Dorf, doch ich gewöhnte mir an, auf Schleichwegen zu gehen. Sah ich irgendwo mehr als drei Menschen zusammenstehen, ging ich gern einen Umweg, nur um zu vermeiden, dass sie mich sahen. Ich war zur Witzfigur geworden. Jeder, der in einem kleinen Ort aufgewachsen ist, kennt solche Gestalten: Manchmal sind sie groß, manchmal klein, manchmal haben sie Pickel, manchmal sind sie schwul, kommen woanders her, einige sind behindert, andere sind dick. Es ist völlig egal, wie sie sind, sie sind anders, und das reicht. Meistens werden diese Menschen mit Spott bedacht, aber manchmal provoziert ihre Andersartigkeit auch Aggression.

Eines Morgens auf dem Weg zur Schule ging ich am Haus unseres Nachbarn vorbei. Er stand in der Haustür und hatte wohl gerade seine Zeitung geholt. Als er mich sah, holte er aus und schlug mir mit aller Kraft auf den gebeugten Rücken. Er sagte kein Wort. Ich sah ihn erschrocken an. Er drehte sich um und verschwand im Haus. Ich ging stur meinen Weg zur Schule weiter und drehte mich auch nicht mehr um. Innerlich zitterte ich vor Angst, aber ich verbot mir, es zu zeigen. Ich befürchtete, dass sichtbare Schwäche alles noch schlimmer machen würde.

Ich war ein Kind, ich verstand die Welt nicht mehr – aber ich hatte sie ehrlich gesagt noch nie verstanden.

Auch vierzig Jahre später begriff ich sie nicht besser. Die Welt, in der ich krampfhaft versucht hatte, einen Platz zu finden, stürzte ein. Und diesmal richtig. Bis kurz nach Weihnachten hatte ich durchgehalten, dann war ich psychisch am Ende. Ich musste mit jemandem sprechen. Wie ein Irrer schrieb ich Seite für Seite meine Erinnerungen auf. Eine Frage kreiste wie ein Satellit um mein Hirn: Konnte es tatsächlich sein, dass ich kein Mann war und auch nie einer gewesen war? Waren die weiblichen Anteile in meinem Körper vielleicht schon immer stärker vertreten gewesen?

Ich schrieb Frau B. aus Essen eine E-Mail. Da ich nicht aufdringlich erscheinen wollte, schob ich vor, noch einige Änderungen am Fragebogen vornehmen zu müssen. Zu meiner großen Überraschung schrieb sie umgehend zurück, und wir vereinbarten einen Termin wenige Tage später. Wir trafen uns in ihrem Büro.

»Ich habe das Gefühl, es geht Ihnen nicht besonders?«, eröffnete sie behutsam das Gespräch.

»Mir ist so vieles eingefallen. Ich möchte gern noch ein paar Fragen überarbeiten.«

»Kann ich mir vorstellen, dass diese ganzen Fragen Sie sehr beschäftigt haben.«

»Beschäftigt« war gar kein Ausdruck, sie hatten alles einstürzen lassen, was ich mit so viel Kraft aufrechterhalten hatte. Trotzdem spürte ich, dass hier eine Möglichkeit war, endlich herauszukommen aus meinem ungeliebten Dasein. Frau B. holte den Fragebogen, und wir gingen einige Fragen zusammen durch. Die ganze Zeit sah sie mich an. Ich glaube, sie hatte längst begriffen, dass es mir nicht um die mustergültige Beantwortung ihres Fragebogen ging. Ich saß da und brauchte Hilfe.

»Vielleicht wäre es ganz gut, wenn Sie sich alles einmal von der
Seele reden könnten.«

»Hm … ja, vielleicht.«

»Ich habe einen netten Kollegen in Köln. Da müssten Sie nicht
so weit fahren. Was meinen Sie?«

Ich sah sie an und nickte langsam.

Der junge Kollege von Frau B. war wirklich nett, und er gab
sich sichtlich Mühe mit mir. Ich habe erzählt und erzählt. Es tat
unglaublich gut, aber die Erinnerungen waren oft so schmerzhaft, dass ich es gleichzeitig kaum ertrug. In all diesen vielen
Wochen voller Sitzungen, die mein Innerstes nach außen krem-
pelten, versuchte ich, die Essenz aus meinen Erzählungen heraus-
zulesen. Von ihr versprach ich mir die Antwort auf die Frage, ob
ich Mann oder Frau war. Tief drinnen hatte ich sie immer gewusst, aber ich fürchtete mich davor, es endgültig zu glauben.
Ich war 47 Jahre alt und hatte mein ganzes Leben als Mann gelebt – das streift man nicht so einfach ab. Am Ende unserer Sitzungen war ich stets aufgewühlt und froh, dass ich noch eine
gute Stunde nach Hause brauchte. So konnte ich ein bisschen
runterkommen, bevor ich mich in meine abgeschlossene Welt im
Schwesternwohnheim zurückzog. Ich lief an den Straßenbahn-
schienen entlang bis zum Bahnhof und fuhr stets mit dem lang-
samsten Zug nach Hause.

An einem Abend Ende Februar sah ich wieder einmal aus
dem Fenster der S-Bahn, hing meinen Gedanken nach und versuchte, durch den Schlitz des gekippten Fensters den ersten
Duft von Frühling zu riechen. Der ließ sich Zeit, aber dennoch
war da schon ein zaghafter Ansatz von Erde in der Luft. Der Luft-
zug, der mein Gesicht streifte, war nicht mehr so kalt wie noch
vor ein paar Tagen. In Leverkusen stieg polternd eine aufge-
kratzte Gruppe Jugendlicher zu. Sie kamen vielleicht aus einer

späten Unterrichtsstunde oder von der Berufsschule. Es waren drei Mädchen und zwei Jungen. Ich schätzte sie auf 16 Jahre, vielleicht 17. Sie warfen sich in den Vierersitz schräg gegenüber. Ein Mädchen setzte sich auf den Schoß des größeren Jungen. Er umfasste ihre Hüften, kitzelte sie. Sie lachte albern und wand sich auf ihm hin und her, aber es war offensichtlich, dass sie ihren Platz um keinen Preis aufgegeben hätte, so wohl fühlte sie sich in seiner Nähe. Ihre Freunde plapperten aufgeregt durcheinander. Ich konnte nicht verstehen, was sie sagten, aber ich hatte das Gefühl, dass der Inhalt völlig nebensächlich war. Ihre Körper sprachen eine eindeutige Sprache. Der kleinere Junge beugte sich zu dem Mädchen ihm gegenüber. Sie trug einen kurzen Jeansrock und Strumpfhose. Er kniff sie in die Kniescheibe, und sie stieß einen spitzen Schrei aus. Umgehend versuchte sie sich zu rächen und endete lachend mit ihm in einem Handgemenge. Ihre Freundin eilte ihr zu Hilfe, und der Junge konnte sein Glück kaum fassen. Ich wendete mich ab. Neid ließ mir die Magensäure hochsteigen. Ich konnte ihre Unbeschwertheit nicht ertragen.

Im Schwesternwohnheim war der Fahrstuhl mal wieder kaputt, und ich stieg die Treppe in den vierten Stock hoch. Ich war völlig erschöpft. Kaum war ich in meiner Wohnung, lehnte ich mich mit dem Rücken an die Tür und schloss die Augen – nur noch schlafen. Ich zog mich aus und legte meine Sachen ins Bad. In Unterwäsche kam ich am Spiegel im Wohnzimmer vorbei. Ich blieb stehen und warf mir selbst einen vernichtenden Blick von der Seite zu. Wie hässlich ich war! Ein kleiner Mann mit Halbglatze, unsicheren Augen und einer schlechten Haltung. Die hatte ich mir aus meinen Kindertagen bewahrt. Ich konnte verstehen, warum man mich als Witzfigur verspottet hatte. Ich zog mein T-Shirt aus. Ich zog meine Shorts aus und wandte mich

ganz meinem Spiegelbild zu. Was war das? Eine Frau gewiss
nicht. Zu viel Haare an Armen und Beinen, kein richtiger Busen,
nur ein winziger Ansatz. Dazu dieses hässliche tote Ding zwischen meinen Beinen, an dem sich schon so viele Chirurgen versucht hatten. Ein ekelhaftes Teil, das nicht zu mir gehörte. Es sah
aus wie nachträglich angenäht. Ich wusste nicht, was die Ärzte
daraus zu basteln versucht hatten. Was sollte es darstellen? Es war
ein lästiges Übel, das allen nur unnötig viel Arbeit machte und
mir darüber hinaus jede Menge Schmerzen bereitete. Eine de-
fekte Wasserleitung, mehr nicht. Das sollte die Grundlage meiner
Identität als Mann sein? Ein bisschen dürftig.

Ein richtiger Mann war es gewiss nicht, was ich sah: Der seltsame kleine Penis, die weichen Linien der Statur, die feminine Art
zu stehen. Ich war ein Ding dazwischen. Ein Dazwischenwesen.
Sollte ich tatsächlich einmal eine Frau gewesen sein, dann hatte
die mehr als 25 Jahre lange Testosteron-»Therapie« ihr optisch
den Garaus gemacht. Aber die Frau innen drin gab es noch, wie es
sie immer gegeben hatte. Die Formel meiner Kindertage kam mir
in den Sinn: »Ich darf nicht vergessen, dass ich ein Mädchen bin.«
Das fiel mir schwer zu glauben, als ich mich an jenem Abend im
Spiegel sah.

Ich betrachtete mein Geschlecht. Ich habe es immer gehasst.
Es hat mir nur Verzweiflung gebracht, niemals Freude. Unsere
Feindschaft war alt. Auch über den langen Waffenstillstand habe
ich sie nicht vergessen.

Ich sah mich wieder mit 13, 14, 15 Jahren, wie ich zum Kü-
chenmesser griff. Immer wieder hatte ich Attacken, in denen ich
mich selbst verstümmeln wollte. Ich wollte es abschneiden, es
sollte weg, weg! In solchen Momenten verlor ich völlig die Kontrolle über meine Vernunft. Es war ein explosionsartiges Aufbe-
gehren, eine Revolution gegen die Rolle, die ich spielen sollte. Ich

stürzte in die Küche und riss die Schublade der Anrichte auf. Griff nach irgendeinem Messer und rannte ins Bad. Wie im Wahn drehte ich den Schlüssel zweimal herum und zerrte mir die Hose herunter. Ich griff nach meinem missgestalteten Teil und setzte das Messer an. In mir tobten die Geschlechter: »Los, mach schon! Es geht ganz schnell, dann ist es ab!«, schrie die weibliche Seite. »Bist du wahnsinnig? Das Messer ist ganz stumpf. Du wirst verbluten, leg das Messer weg!«, erwiderte die männliche. Die weibliche siegte: Ich säbelte das Messer tief in mein Geschlecht.

Der Schmerz war so groß, dass er mich beinah betäubte. Gleichzeitig machte er mich wieder klar. Scheiße, tat das weh! Blut quoll unter meinen Fingern hervor. Dickes rotes Blut, das auf die Fliesen tropfte. Ich erwachte wie aus einem Traum und schleuderte das Messer von mir. Ich riss Toilettenpapier ab und presste es auf die Wunde. Langsam versiegte das Blut. Ich war schweißnass. Mit weiterem Klopapier wischte ich die hellen Fugen zwischen den Fliesen sauber. Hoffentlich merkt keiner was, dachte ich. Was war das denn für ein Anfall? Ich bin so krank im Hirn! Was ist bloß los mit mir? Hoffentlich verheilt das wieder. Wie soll ich das sonst erklären?

Scham und Verwirrung folgten diesen Attacken – und Angst. Angst, dass ich wieder so durchdrehen könnte. Dass ich mir etwas antun würde.

Als ich 19 Jahre alt war, begannen die Ärzte mit dem Aufbau einer Harnröhre. Sie versuchten, mein Geschlecht irgendwie normal aussehen zu lassen. Ich ekelte mich dennoch davor, aber die Versuche, es abzuschneiden, hörten damit auf.

Ich stand immer noch vor dem Spiegel und versuchte, ihm eine Antwort über meine geschlechtliche Identität abzuringen. Er gab sie mir nicht. Ich konnte mich nicht auf mein Äußeres berufen. Ich wusste nur, ich wollte nicht mehr das sein, was ich dort sah. Ich wollte kein »Etwas« Richtung Mann sein. Über den Verlauf der vergangenen Wochen war eine Idee in mir aufgekommen. Eine waghalsige Idee. Für jemanden, der sein Leben lang alle Energie aufgebracht hatte, um nicht aufzufallen, war es eine Idee wie eine Schreckensvision: Was, wenn ich Thomas Völling endgültig hinter mir ließe? Was, wenn ich den Rest meines Lebens als Frau lebte? Es erschien mir wahnwitzig. Meine Familie würde es nicht verstehen, das wusste ich mit Sicherheit. Meine Arbeitskollegen würden mich vielleicht verspotten. Freunde hatte ich eh keine.

Andererseits war ich mein ganzes Leben lang allein gewesen. Einsamkeit konnte mich nicht schocken. Vielleicht konnte ich in Zukunft wenigstens in Frieden mit mir selbst leben. Das traurige Abbild meiner Nacktheit half mir, eine Entscheidung zu treffen: So wollte ich auf keinen Fall länger sein! Wenn ich beweisen könnte, dass ich tatsächlich eine Frau war, oder zumindest eher eine Frau als ein Mann, und dass man so lange an mir herumoperiert hatte, bis alles Weibliche verschwunden war, nur um den anfänglichen Fehler nicht zugeben zu müssen, dann war doch klar, dass mir ein Unrecht geschehen war. Dann würde man mir helfen. Ich musste herausfinden, wie viel Frau ich ursprünglich gewesen war, bevor der erste Arzt das Messer angesetzt hatte. An welchem Punkt hatte man die endgültige Entscheidung über mein Leben gefällt? Und wer hatte es getan?

In mir verfestigte sich die schlimme Befürchtung, dass irgendwo in den wenigen Unterlagen, die ich besaß, und in denen, die noch in den Archiven der Krankenhäuser schlummerten, eine grauenhafte Wahrheit lag. Aber wie schlimm sie auch sein mochte, verbaute sie den Weg zurück? Gab es diesen Weg überhaupt, und wenn ja, wo ging er lang? Wie wird man von einer Frau, die zum Mann gemacht worden war, wieder zur Frau? Ich hatte keinen blassen Schimmer, wie ich es anstellen sollte. Dennoch fällte ich schließlich meine Entscheidung: Für den Rest meines Leben würde ich als Frau leben. Aber wie fängt man den Rest seines Lebens an?

Klarheit war jetzt das Wichtigste. Klarheit in meinen Gedanken und Klarheit in den Geschehnissen meiner Vergangenheit. Ich versuchte, mich an jeden einzelnen Schritt meiner medizinischen »Karriere« zu erinnern.

Kapitel 3

»So was wie dich hat man früher auf dem Jahrmarkt ausgestellt!«

Nach meiner Grundschulzeit wechselte ich auf das Gymnasium in K. Ich war überglücklich, den Demütigungen meines Klassenlehrers zu entkommen. Ich knüpfte auf meiner neuen Schule Freundschaften und fühlte mich weitaus wohler dort. Eigentlich ging ich ganz gern dahin. Mir fiel leicht, was die Lehrer von mir erwarteten, ich war wissbegierig und las auch in meiner Freizeit viel. Die Abenteuerromane meiner Brüder hatte ich längst alle zweimal durch. *Robinson Crusoe* und *Der Schatz im Silbersee* vielleicht sogar noch öfter.

Aber heute konnte ich dem Unterricht nicht folgen. Immer wieder schweiften meine Gedanken ab. Ich hatte Bauchschmerzen. Mal wieder. Aber diesmal fühlte es sich anders an. Es brannte richtig. Ich bekam kaum noch Luft. Schon am Morgen hatte ich nichts essen oder trinken können. Gekrümmt hockte ich auf meinem Stuhl. Alexander, mein Tischnachbar, beugte sich zu mir herüber:

»Was ist denn los, Mann?«

»Ich hab tierisch Bauchschmerzen. Mir ist schlecht. Ich kann gar nichts essen.«

»Zeig mal, wo.« Ich deutete auf die rechte Seite meines Unterbauches. Alexander nickte wissend.

»Das ist der Blinddarm. Hatte ich auch grad erst. Kannste Gift drauf nehmen«, lautete seine fachmännische Diagnose.

Nach der Stunde bat ich meinen Lehrer um die Erlaubnis, zum Arzt gehen zu dürfen, und schleppte mich in die Praxis unseres Dorfarztes S. Zum Glück hatte ich schon einen Diagnosevorschlag dabei, wer wusste, was er sonst feststellen würde. Er war wirklich nicht gerade eine Leuchte seines Fachs. Wie wenig er tatsächlich wusste, sollte ich allerdings erst noch erfahren.

»Ja, Thomas, das wird der Blinddarm sein«, schloss er sich Alexanders Diagnose an. »Ich operiere dich morgen früh. Da kommst du einfach ins Krankenhaus, dann nehme ich das Ding raus.« Arzt S. bestückte einige Belegbetten des örtlichen Krankenhauses regelmäßig mit seinen Patienten. Nicht dass er viel Übung im Operieren gehabt hätte, aber seinen eigenen Patienten tat er den »Gefallen« dennoch gern.

Ich stolperte nach Hause und überstand eine schweißgebadete Nacht. Am nächsten Morgen ging ich zum Krankenhaus. Man schickte mich, so, wie ich war, in den Operationssaal.

S. stand schon da und hatte sich eine Schürze umgebunden. Er sah aus wie ein Schlachter. »Zieh dich mal aus und leg dich hin.«

Die Uhren in K. waren tatsächlich irgendwo um die Jahrhundertwende stehen geblieben. Eine ältliche Schwester in Nonnentracht erschien in meinem Gesichtsfeld. »So, dann wollen wir mal.« Sie legte mir eine Atemmaske auf und begann, mit dem Arzt zu schwatzen. Mir wurde speiübel, und ich japste nach Luft. Das ist jetzt die Narkose, dachte ich, da hörte ich die Schwester: »Huch! Hoppla, alles in Ordnung? Hören Sie mich?« Hektisch blickte sie zwischen den Rädchen der Armatur und mir hin und her. Sie hatte mir den Sauerstoff abgedreht. Jetzt drehte sie wohl das Richtige auf, denn mir wurde wieder schwarz vor Augen, und ich verlor das Bewusstsein.

Arzt S. fand den entzündeten Blinddarm, den er erwartet hatte. Aber sonst entsprach nichts, was er in meinem Bauch fand, seinen Erwartungen. Rein gar nichts. Ich kann mir das Erstaunen dieses Dorfarztes beinah bildlich vorstellen, wie er, sich am Kopf kratzend, vor meinem geöffneten Bauch stand. Vielleicht hat er die alte Nonne mal gucken lassen, vielleicht hat er auch schnell den Blinddarm herausgenommen und alles wieder zugenäht. So was hatte er noch nicht gesehen. Da konnte man sich leicht die Finger verbrennen. Er wusste, dass hier etwas nicht stimmte, aber vermutlich konnte er nicht einschätzen, was es war. Ein Junge von 16 Jahren mit einem seltsamen Geschlecht und der inneren Anatomie einer Frau. Da sollten sich lieber andere drum kümmern. Direkt nach der Operation muss er sich an seinen Schreibtisch gesetzt und eine Überweisung ins nächstgrößere Krankenhaus geschrieben haben: Er habe im Zuge einer Blinddarmoperation bei seinem Patienten Thomas Völling »Anteile weiblicher Geschlechtsorgane« im Bauchraum gefunden. Das zumindest hatte er richtig erkannt.

Aber dann wurde er etwas konfus: Er schlug den Kollegen in Kleve eine Leistenhodenoperation vor, da im Hodensack keine Hoden zu finden seien. Wenn ich ein Junge sein sollte, dann musste es die doch irgendwo geben. Sollten die doch gucken, wo sie die Dinger herkriegten bei dem Durcheinander.

Dass ich keine Hoden im Hodensack hatte, wusste S. schon länger. Mit 13 Jahren hatte ich ein ärztliches Attest im Sportverein vorlegen müssen. Ich wollte beim Judo-Kurs mitmachen. S. hatte mich untersucht. Kein Wort über mein missgestaltetes Genital und den seltsamen Harnausgang. Die fehlenden Hoden rangen ihm ein »Das verwächst sich dann alles noch« ab.

Nun, es hatte sich nicht verwachsen. S. wollte mich so schnell wie möglich loswerden. Dass er weibliche Geschlechtsorgane in meinem Unterleib gefunden hatte, sagte er mir nicht. Er sagte es wohl auch meinen Eltern nicht. Sie hatten immer geahnt, dass ich irgendwie anders war. Die Gewissheit, dass sie damit recht hatten, blieb ihnen vorerst noch erspart. Sobald meine Blinddarmnarbe verheilt war, machte ich mich auf den Weg nach Kleve.

Am Tag meiner stationären Aufnahme sollte ich mich im Zimmer des behandelnden Arztes vorstellen. Es war der Oberarzt, der mich untersuchte. Ich lag nackt auf seiner Liege, und sein Blick suchte meinen Körper ab. Er nahm mein Genital in die Hände und betrachtete es eingehend. Er zog scharf die Luft durch seine Zähne ein und murmelte unheilschwanger: »Da muss noch einiges mehr gemacht werden.«

Ich erschrak und fühlte mich plötzlich todkrank. Was stimmte denn nicht?

Als ich ihm kurze Zeit später an seinem Schreibtisch gegenübersaß, erschreckte er mich noch mehr, als er unvermittelt aufbrauste: »Warum zum Teufel kommst du erst jetzt? Was soll ich denn jetzt noch für dich machen?« Ich wusste nicht recht, worauf er hinauswollte.

»Warum ist das nicht schon vorher einem Arzt vorgestellt worden?«

»Ich weiß nicht«, stammelte ich.

»Das muss doch vorher schon mal jemandem aufgefallen sein. Herrgott, wo kommst du denn her?«

»Aus K.« Er machte eine unwirsche Geste Richtung Himmel und zog erneut vernehmlich Luft ein.

»Und deine Eltern? Die müssen dich doch schon mal nackt gesehen haben. Ist dir selbst denn nie aufgefallen, dass du anders aussiehst da unten?«

»Bei uns geht man nicht nackt«, sagte ich kleinlaut. »Ich habe das nicht vergleichen können.« Ich schämte mich. Ich hatte gedacht, er würde mich über den bevorstehenden Eingriff aufklären. Das zumindest hatte die Schwester gesagt, als sie mich aus meinem Krankenhauszimmer zu ihm brachte. Jetzt wurde er wütend und wollte Erklärungen von mir, dabei war er doch der Arzt. Ich blickte still zu Boden.

Es entstand eine unangenehme Pause, in der auch der Oberarzt offensichtlich nicht wusste, was er sagen sollte. Nach einer peinlichen Weile ergriff er das Wort. Er hatte sich wieder gefasst. »Wir machen also eine Leistenhodenoperation. Dabei werden die im Bauchraum liegenden Hoden an den für sie vorgesehenen Ort, in den Hodensack, verlegt. Deine Hoden liegen jetzt schon viel zu lange in deinem Bauch. Kann gut sein, dass sie Schaden genommen haben. Die mögen es nicht gern so warm. Noch Fragen?«

»Nein.«

»Gut, dann sehen wir uns morgen früh.« Er seufzte und nickte abschließend.

Ich schlich verwirrt in mein Zimmer. Ich hatte meine Genitalien nie gemocht, aber ich dachte, das sei etwas »Persönliches« zwischen ihnen und mir. Dass ein Außenstehender auch etwas an ihnen auszusetzen hatte, war neu für mich. Ich hatte wirklich keine Vergleichsmöglichkeiten gehabt.

Der Oberarzt hatte für sich einen Entschluss gefasst. Er würde tun, was auf der Überweisung stand: Leistenhodenoperation. Um den Rest sollten sich andere kümmern. Das war wohl sein Plan, aber als er am nächsten Tag auf dem OP-Tisch in meinen Innereien suchte, fand er keine Hoden. Genau wie mein Hausarzt S. fand er Anteile weiblicher Geschlechtsorgane, umschrieb sie in seinem Arztbrief allerdings etwas blumiger als »ovarförmiges Gebilde mit Fimbrien«. Er nähte mich wieder zu und schickte mich zurück nach K.

Zuvor lag ich allerdings noch einige Wochen bei ihm im Krankenhaus – nach der Operation bekam ich nämlich eine Bauchfellentzündung. Es ging mir körperlich sehr schlecht, und ich hatte hohes Fieber. Trotzdem war ich erleichtert, dass nun wenigstens die Sache mit meinen Hoden geregelt war. Das war doch ein guter Schritt in Richtung Normalität. Ganz vorsichtig befühlte ich unter der Bettdecke meinen Schoß. Die Bauchnarbe machte es mir schwer, mich so weit nach vorn zu beugen, dass ich mit meiner Hand zwischen meine Beine kam. Es fühlte sich so an wie vorher. Ich wusste nicht recht, wie groß die Hoden hätten sein sollen. Vielleicht waren meine Hoden ja unterentwickelt, weil sie so lange im Bauch hatten warten müssen. Mit zunächst zurückhaltenden, dann forscheren Bewegungen knetete ich meine Haut. Da war nichts.

Ich sprach den Oberarzt bei seiner Visite an. Er hatte sich seit der Operation ziemlich rargemacht, und seine Besuche fielen stets kurz aus. Häufig ließ er sich durch jüngere Assistenzärzte vertreten.

»Ich kann gar keinen Unterschied fühlen. Ist das normal?«, fragte ich ihn.

»Ja, ganz normal«, war seine Antwort. »Kommt von der Schwellung.« Seine Worte kamen so schnell und sicher, als hätte er sie auswendig gelernt. Vielleicht hatte er das auch wirklich getan, vielleicht kam es auch von der besonderen Begabung seines Berufsstandes, immer souverän zu klingen, selbst dann, wenn man wirklich nicht mehr weiß, was los ist. So muss es ihm gegangen sein. Er wollte jetzt raus aus der Sache und fand, dass diejenigen mich aufklären sollten, die es offenbar bisher versäumt hatten: mein Hausarzt S. und meine Eltern. Er schickte seinen Arztbrief an S. und sagte mir bei seiner letzten Visite: »In vierzehn Tagen bist du wieder auf dem Damm. Dann geh zu deinem Hausarzt,

der soll dir sagen, wie es weitergeht. Ich habe ihm einen Brief geschrieben, den hat er bekommen. Nimm aber auf jeden Fall deine
Eltern mit.« Mit diesen Worten entließ er mich.

»Ich habe keine Zeit für so was. Warum willst du denn überhaupt
dahin?« Mein Vater sprach mit einem energischen Tonfall, den
ich von ihm sonst nicht kannte. Wir saßen zu dritt am Küchentisch: mein Vater, meine Mutter und ich. Die Geschwister hatten
sich nach dem Abendessen in ihre Zimmer verzogen.

»In Kleve haben sie gesagt, ich soll zu S. gehen, damit er mir
sagt, wie es weitergeht.«

»Was soll denn jetzt noch weitergehen? Ist doch alles in Ordnung nach der Operation.« Mein Vater warf meiner Mutter einen
Blick zu, aber sie sah auf ihre gefalteten Hände auf dem Küchentisch. Sie schwieg schon die ganze Zeit.

»Aber sie haben mir gesagt, ich muss dahin und ihr sollt mit.«

»Also, ich halte das für Quatsch. Aber bitte, wenn du mit deiner Zeit nichts Besseres anzufangen weißt, als von einem Arzt
zum anderen zu rennen.«

»Ich will doch nur das machen, was der Arzt mir gesagt hat.«

»Ja, aber wir machen das nicht mit! Geh doch. Wirst schon sehen, was du davon hast!«

Er erhob sich so abrupt, dass sein Stuhl einen Moment umzu-
fallen drohte, und verließ die Küche. Ich blieb irritiert sitzen. Für
unsere Familienverhältnisse war das viel Emotionalität. Ich sah
meine Mutter an, aber sie wich meinem Blick aus, indem sie schnell
aufstand und anfing, den Abwasch zu machen. Ich saß noch eine
Weile auf meinem Stuhl, dann ging ich zu Bett. Wo war das Problem? Ich begriff es nicht. Erst Jahre später ging mir auf, dass S.
meinen Eltern die ungute Nachricht bereits überbracht haben
musste. Er muss sie angerufen haben, nachdem er den Brief aus

Kleve bekommen hatte. Da konnte er schwarz auf weiß nachlesen, dass Thomas Völling keine Hoden, sondern Eierstöcke hatte.
War Thomas Völling dann überhaupt ein Junge? Wohl kaum. Er
war irgendwas dazwischen. Aber was? Ein Zwitter! Ein Wesen wie
aus der griechischen Mythologie. Dass es so etwas tatsächlich gab,
unglaublich! Meine Eltern müssen geschockt gewesen sein. Zusammen mit S. hatten sie beschlossen, mir nichts zu sagen und
mich von weiteren Untersuchungen abzuhalten. Sie hatten ver-
abredet, die Sache totzuschweigen. Es hört sich unverantwortlich
an, aber es war eine andere Zeit. Meine Eltern hatten das Dritte
Reich mitgemacht, sie wussten, wie schnell einem Andersartigkeit zum Verhängnis werden konnte. Solche Dinge sitzen tief.
Vielleicht wollten sie mich schützen, weil sie dachten, das ver-
trage ich nicht. Vielleicht konnten sie selbst es noch weniger ertragen. Irgendwas dazwischen kommt der Wahrheit vermutlich
am nächsten.

Die Einschätzung des Hausarztes, ich sei ein richtiger Zwitter,
war falsch. Vom sogenannten »echten« Hermaphroditismus
spricht man, wenn Menschen tatsächlich Anteile von beiderlei
Keimdrüsen haben, also Hoden und Eierstöcke. Es gibt Intersexuelle mit diesen Anlagen, was allerdings sehr selten vor-
kommt. Aber mit solchen Feinheiten hatte S. nichts am Hut.
Sollte er ein medizinisches Fachbuch besessen haben, so schlug er
es nicht auf. Vermutlich wäre es nicht schwierig gewesen, mich
als AGS-Patienten zu identifizieren.

AGS kommt nicht so selten vor, etwa jeder fünfzigste Mensch
ist Überträger der Krankheit. Es müssen allerdings zwei Überträger als Eltern zusammenkommen, damit es das Kind tatsächlich
bekommt. Bei rund jeder zehntausendsten Geburt ist das der Fall.
AGS ist also alles andere als eine hochexotische Krankheit. Mein
äußerlich vermännlichtes Genital und die »weiblichen Anteile« in

meinem Bauch waren deutliche Anzeichen in diese Richtung. Allerdings hätte S. dann vor dem nächsten Problem gestanden: Ich war bisher als Junge großgezogen worden. Mit der Mitteilung der richtigen Diagnose hätte er sagen müssen: »Thomas, da haben wir uns alle vertan. Du bist in Wirklichkeit ein Mädchen.« Er konnte ja nicht ahnen, wie recht mir das gewesen wäre. Für ihn als behandelnden Arzt wäre es peinlich gewesen, dass er es in den 16 Jahren, die er mich nun schon untersuchte, nie gemerkt hatte. Aber ehrlich gesagt glaube ich, dass er einfach überhaupt keine Ahnung hatte.

Erschrocken fuhr er zusammen, als er mich durch die Tür in sein Behandlungszimmer treten sah. Meine Eltern waren tatsächlich nicht mitgekommen. Er hatte nicht mit meinem Erscheinen gerechnet und war vollkommen überrascht.

»Was machst du denn hier?« Er wirkte unsicher, ganz anders, als es seiner selbstgefälligen Art sonst eigen war.

»Ich komme wegen des Briefs aus Kleve. Die haben gesagt, ich soll zu Ihnen kommen, damit wir besprechen, was geschehen soll.«

»Was denn für ein Brief? Hier ist nichts angekommen!«, log er mich an.

»Der müsste längst da sein. Die im Krankenhaus haben den schon vor zwei Wochen abgeschickt, als ich entlassen wurde.«

»Ja, aber hier ist keiner! Was will man da machen?«

»Das verstehe ich nicht. Der Arzt im Krankenhaus hat gesagt, er liegt hier vor.« S. sortierte seine Unterlagen auf dem Schreibtisch von links nach rechts. Die Situation wurde ihm unangenehm.

»Komm doch in einer Woche wieder. Dann ist er vielleicht da.«

»Aber der Arzt hat gesagt, er ist bereits da!«

Er lachte nervös auf und kam hinter seinem Schreibtisch hervor, begann, den Raum zu durchwandern. Mit dieser Hartnäckigkeit hatte er nicht gerechnet.

»Ja, wie soll ich dir das sagen ...« Er lachte kurz auf. Dieses leicht sarkastische Lachen passte schon wieder besser zu seiner sonstigen Art.

»Was sagen?«, fragte ich nach, als er nicht weiterredete.

Das, was er dann sagte, sollte mein Leben für immer verändern: »Na gut. Du bist kein Mann«, er machte eine Pause, »und du bist aber auch keine Frau ... Du bist ein Zwitter!« Er lachte erneut auf. »So was gibt's eigentlich gar nicht. Höchstens bei einer zu einer Million Geburten. Unglaublich!« Er setzte sich auf die Kante seines Schreibtisches und grinste zu mir herab. »Da kann man nichts dran machen. Das ist halt so. Damit musst du leben.« Ich verstand nicht, was daran lustig war, aber er lachte wieder.

Die Wände des Zimmers begannen, sich zu bewegen, auch der Fußboden schien mir unsicher, wie Schiffsplanken.

»Tja, Thomas, solche Menschen wie dich hat man früher auf dem Jahrmarkt ausgestellt und damit Geld verdient. Das kannst du ja auch mal ausprobieren, da bist du eine Sensation, eine Kuriosität!« Er lachte und lachte.

Mit jedem Satz, den er mir so menschenverachtend entgegenwarf, rutschte ich tiefer in mich selbst hinein. Meine Wahrnehmung begann, sich zu verändern. Tief in meinem Gehirn fing es an zu brausen. Ich spürte, wie mein Herz raste und mir der Atem stockte, ich konnte nicht mehr sprechen. Was hätte ich auch sagen sollen? Dieser höhnisch grinsenden Maske Fragen stellen? Meine gesamte Muskulatur verhärtete sich. Mein ganzer Körper fing an zu zittern. Das Brausen in meinem Kopf schwoll zu einem Sturm an, aber ich war unfähig, diese enorme Kraft aus mir herauszuleiten. Ich spürte, wie sie sich in meinem Gehirn festsetzte und keinen Ausweg fand. Das Zimmer verdunkelte sich, und ich konnte nur noch wie durch einen Tunnel sehen. Innerlich mutierte ich zu einem monströsen, tiefschwarzen, mit Klauen bewaffneten Ungeheuer. Ich war ein klumpiges Etwas, das auf den Jahrmärkten dieser Welt zur Schau gestellt werden sollte, verhöhnt und von der gierigen Menge verfolgt. In diesem Augenblick verlor ich mein Menschsein, mein Menschsein-Gefühl.

»Was sitzt du denn noch da? Du kannst jetzt nach Hause gehen. Du kannst gehen!«, setzte S. seinem menschenverachtenden Vortrag ein Ende. Ich war 16 Jahre alt. Von diesem physischen und psychischen Schock sollte ich mich nie wieder vollständig erholen. Er hat meine Seele zerstört.

Kapitel 4

Das Monster

Von jetzt an war ich ein Monster.

Ich stürzte aus seiner Praxis und hatte nur ein Ziel: mich vor das nächste Auto zu werfen! Ich rannte wie von Sinnen durch den Ort, ohne jedes Raum- und Zeitgefühl. Meine Umwelt nahm ich kaum wahr. Die Welt schien mir eigenartig verändert. Als hätte jemand die Farben herausgesaugt – wie bei einem alten Fernseher. Menschen, Häuser, Autos erschienen mir unwirklich. Die Geräusche waren verzerrt, drangen wie durch Watte in mein Ohr. Ich rannte stumpfsinnig die Gehwege entlang, dann Feldwege, dann kam Waldboden, irgendwann wieder Asphalt.

Ich musste lange so gelaufen sein, denn es wurde dunkel, als ich vor dem Törchen zu unserem Garten stand. Keine Ahnung, wie ich dorthin gelangt war.

Jetzt musste ich es meinen Eltern sagen. Musste zu ihnen treten und ihnen sagen, dass ihr Kind ein Monster war. Besser gleich, warum warten? Ich stürzte ins Haus und ins Wohnzimmer, wo ich durch die Glastür Licht hatte brennen sehen. Sie schauten mich entsetzt an. Ich muss schrecklich ausgesehen haben. Den Blick in ihren erschrockenen Augen werde ich nie vergessen.

»Thomas, was hat er dir gesagt?«, fragte mein Vater und sprang von seinem Lesesessel auf.

Ich brachte nur Gestammel hervor: »Er hat gesagt ... ich ... ich sei ... ich bin ... ein Zwitter. Da kann man nichts machen ... Jahrmarkt ... vielleicht.« In mir wurde es dunkel. Was anschließend geschah, weiß ich nicht mehr.

Ich fand mich in meinem Bett wieder. Das Brausen im Kopf hatte etwas nachgelassen, aber meine Nerven vibrierten noch immer. Ich bin ein Monster, eine Missgeburt, ein klumpiges Etwas, ein Unding, eine Kreatur, abartig, tiefschwarz – Wort für Wort reihte sich diese Kette endlos in meinem Kopf aneinander.

Tagelang war ich in diesem Zustand gefangen und unfähig, an etwas anderes zu denken als an meine Abartigkeit; unfähig, auch nur ein Wort zu sprechen.

Meine Mutter sah regelmäßig nach mir und versorgte mich, aber auch sie fand keine tröstenden Worte für mich. Sie war ebenso sprachlos wie ich.

Ich stürzte tiefer und tiefer in mich selbst hinein, in ein dunkles Loch. Ich war in mir selbst begraben, hörte auf zu existieren. Mein Leben als Monster hatte begonnen.

Ich hatte wahnsinnige Angst, wieder zur Schule zu müssen. Alle würden mich nun als das erkennen, was ich wirklich war: ein Ungeheuer. Man würde mich jagen und prügeln; es würde schlimmer werden als das, was ich bisher erlebt hatte. Die Demütigungen durch meinen früheren Klassenlehrer wären Kaffeekränzchen dagegen. Man würde mich einfangen und auf dem Jahrmarkt ausstellen. Ich musste mich verstecken. Verstecken! Ich war wie von Sinnen.

Sobald es draußen dunkel wurde, stand ich langsam auf. Mein Körper schmerzte, so sehr hatte er sich in den vergangenen Tagen verkrampft.

Langsam schlich ich ins Erdgeschoss und dann durch die knarrende Tür im Hausflur auf die dunkle Treppe, die in den Keller führte. Dort hockte ich mich hinter ein Regal in die schwärzeste Ecke und wollte sterben. Ich brütete darüber, wie ich es anstellen könnte, mich umzubringen. Der kühle, dunkle Keller war der passende Ort für eine Kreatur wie mich. Wochenlang schlich ich mich jede Nacht in mein Versteck und hockte dort bis zum Morgengrauen. Sollten meine Eltern das bemerkt haben, so verloren sie kein Wort darüber. Über die ganze Sache wurde nicht wieder gesprochen. Alles lief seinen »gewohnten Gang«, als wäre nie etwas geschehen.

Nur an einem Nachmittag, kurz nachdem ich verwirrt aus der Praxis nach Hause gekommen war, hörte ich meinen Vater im Flur toben. Er hatte alle Türen geschlossen, aber seine Stimme drang zu mir nach oben. Er telefonierte mit S. Seine Stimme klang fremd, so hatte ich sie noch nie gehört. Ich verstand nur einige Fetzen: »Was Sie ihm gesagt haben, will ich wissen! ... Wie können Sie dem Jungen das so ins Gesicht sagen?! ... Was haben Sie sich bloß dabei gedacht?! ... Das ist unwürdig! ... Schämen Sie sich!«

Ich glitt immer weiter in eine tiefe Depression, mied alle Menschen. Aber ich musste wieder raus aus dem Krankenbett und dem schützenden Kellerloch, musste wieder zur Schule. Ich verbarg meinen Körper, so gut es ging, durch weite Kleidung. Ich wurde ein Meister der Unauffälligkeit. Sprach nicht, ging leise und nur dort, wo sonst niemand ging. Ich wurde misstrauisch, witterte Gefahr in jedem, der mir zu nahe kam. Wollte er sich an meiner Andersartigkeit ergötzen? Wollte er mich fertigmachen? Dass Menschen im Umgang miteinander unberechenbar sein konnten, wusste ich bereits; was sie mit Monstern machen würden, wollte ich mir gar nicht erst ausmalen.

In der Schule rutschte ich innerhalb weniger Wochen ab. Ich dachte nur noch daran, wie ich aus diesem Leben aussteigen könnte. Da blieb kein Platz für Geschichte, Latein und Mathe. Das Abitur würde ich so wohl kaum schaffen.

Aber das war mir egal, ich wollte nur noch weg aus diesem Leben.

Kapitel 5

Thomas und die Ärzte

Es war ein kalter und nebelverhangener Herbsttag. Ein Herbsttag, an dem man am liebsten im Bett bleiben oder in den Süden fliehen würde. Wenn man könnte. An Flucht hatte ich in den vergangenen Monaten dieses schrecklichen Sommers 1976 immer wieder gedacht. Flucht aus der Hilflosigkeit meiner Familie, Flucht aus K., Flucht vor der inneren Verzweiflung und Hoffnungslosigkeit. Flucht aus dem Leben, denn das war sowieso vorbei. »Da kann man nichts machen, damit musst du leben.« Diese Worte des Dorfarztes S. hatten in mir jegliche Aussicht auf eine Zukunft zerstört.

Vorerst war mir aber eine kleine Flucht gelungen. Ich war zu einem Besuch meiner Schwester Hanne nach Köln gefahren. Schon vor einigen Jahren war sie zum Studieren in die Großstadt gezogen. Obwohl es ein hässlicher Novembermorgen war, fühlte ich mich wohl, allein in ihrer Wohnung. Sie war zu einer morgendlichen Vorlesung aufgebrochen, und ich konnte in Ruhe länger im Bett liegen bleiben und meinen Selbstmordgedanken nachhängen. Seit der menschenverachtenden Mitteilung der Diagnose ließen sie mich nicht mehr in Ruhe, die Gedanken an Gift, Brücken und Züge.

Die letzten Tage war ich wie verzaubert durch Köln gelaufen. Diese riesige Stadt, angefüllt mit quietschenden und rasselnden Straßenbahnen, durchzogen von breiten Stadtautobahnen, die sich durch die Metropole schlängelten. Vollgestopft mit Hochhäusern, dazu der Rhein und die vielen Brücken. Ich sah in allem das pulsierende Leben, aber ich sah auch die vielen Möglichkeiten, aus diesem Leben zu verschwinden. Besonders die Brücken hatten es mir angetan.

Als meine Schwester zurückkehrte, saß ich am Küchentisch und kaute ein Marmeladenbrötchen. Hanne stellte ihre lederne Tasche ab und lehnte sich an den Türrahmen. Sie trug eine verwaschene Jeans, Schuhe mit breiten Absätzen und einen Strickpulli, der ihr lässig um die Taille baumelte. Sie sah richtig studentisch und nach Großstadt aus. Sie betrachtete mich mit verschränkten Armen.

»Hallo«, begrüßte ich sie mit vollem Mund.

»Wir können ja heute Nachmittag mal einen kleinen Ausflug machen.«

»Wie wär's mit der Hohenzollernbrücke?«

»Ich dachte eher an die Uniklinik. Vielleicht können sie dir dort helfen.«

Wobei helfen?, dachte ich. Was weiß meine Schwester über mich? Hatte sie mit meinen Eltern gesprochen? Das hatte ich nicht gewusst. Anscheinend wurde bei uns zu Hause mehr gesprochen, als ich annahm. Ich sah sie an und kaute langsam weiter. »Ja«, sagte ich zu meinem eigenen Erstaunen. »Wir können hinfahren.«

Also saßen wir kurze Zeit später in der Straßenbahn Richtung Köln-Lindenthal, ohne Termin, ohne Plan, ohne Überweisungsschein der Krankenkasse oder sonst irgendetwas, einfach so.

Sobald uns die Linie 9 auf das Krankenhausgelände gespuckt hatte, waren wir uns über den Erfolg unseres Vorhabens nicht mehr so sicher. Das imposante Hauptgebäude schüchterte uns ein, das weitverzweigte Gelände mit seinen Instituten, Abteilungen und Fachkliniken war riesig. Ziellos irrten wir mal diesen, mal jenen Weg entlang, betrachteten die Wegweiser und die Schilder an den Gebäuden. Wo sollten wir hin? In die urologische Ambulanz vielleicht? Das erschien mir nicht sehr aussichtsreich, ich war doch gerade erst in der Urologie an meinen »Leistenhoden« operiert worden – das hatte nur zu der Diagnose »Zwitter« geführt, die mir so menschenverachtend mitgeteilt worden war.

Rechter Hand lag das Gebäude der Gynäkologie. Das erschien mir noch unpassender. Ich hatte nicht die Statur einer Frau, außerdem stand »Thomas Völling« auf meinem Personalausweis. Wir liefen weiter durch den Nieselregen. Langsam verlosch dieses kleine Flämmchen Hoffnung wieder, das durch den Vorschlag meiner Schwester am Vormittag entzündet worden war. Wir blieben vor einem weiteren Hinweisschild stehen: »Chirurgische Poliklinik«; ein Pfeil deutete geradeaus. Meine Schwester sah mich fragend an, und ich nickte. Chirurgische Poliklinik, das erschien mir weit genug gefasst, dass jemand wie ich da hineinpassen könnte. Wir setzten uns ins Wartezimmer und warteten, bis der diensthabende Arzt zu uns kam und fragte, was wir wollten. Ich konnte nicht sprechen. Hanne ergriff das Wort. Sie fasste im Wesentlichen das zusammen, was der Hausarzt zu mir gesagt hatte. Ich hörte sie »Zwitter« und »Da könne man nichts machen« sagen und schämte mich beinah zu Tode. Sie wusste alles.

»Aber vielleicht kann man ja doch was machen. Können Sie nicht mal nachschauen?«, schloss meine Schwester ihre Ausführungen. Sie warf mir einen raschen Seitenblick mit geröteten Wangen zu, auch für sie war das hier kein Spaziergang. Trotzdem rang sie sich ein Lächeln ab.

»Ja, gewiss«, antwortete der Arzt und führte mich ins Untersuchungszimmer. Ich zog mich aus, und er untersuchte meine Genitalien. Es war schrecklich. Nun wusste ich ja, dass ich »abartig« war. Auch fürchtete ich eine erneute Mitteilung wie die meines Hausarztes. Das würde ich nicht noch einmal ertragen können.

»Ja … also«, setzte er abschließend an, während ich mich anzog. Innerlich stellte ich mich bereits auf das Schlimmste ein. »Da kann man durchaus operieren, allerdings nicht hier. Da müssen Sie in die Plastische Chirurgie. Da kann man Ihnen bestimmt weiterhelfen.«

Ich traute meinen Ohren kaum. Die Information lautete also: Da kann man etwas machen! Ich war überglücklich, und das kleine Hoffnungsflämmchen in mir flackerte beinah übermütig. Als meine Schwester mich auf dem Flur in Empfang nahm, konnte sie es mir gleich ansehen, und als ich ihr sagte: »Wir müssen in die Plastische Chirurgie!«, hakte sie sich bei mir ein, und wir suchten uns mutigen Schrittes unseren Weg dorthin.

Draußen dämmerte es schon, aber wir wollten unbedingt jetzt gleich den nächsten Schritt wagen. In der Plastischen Chirurgie angekommen, sprachen wir bei der Sekretärin am Schalter vor, die uns misstrauisch beäugte: »Ja, haben Sie denn keinen Termin? Und eine Überweisung haben Sie auch nicht? Das sieht heute schlecht aus. Sie sehen ja selbst, was hier los ist.« Sie deutete auf die geöffnete Tür zum Wartezimmer. Alle Stühle waren besetzt, Leute lehnten an den Wänden.

»Wir würden trotzdem gern bleiben, wenn's geht, bitte«, sagte Hanne im freundlichsten Ton.

»Aber es ist auch schon spät. Ich weiß nicht, ob der Doktor Sie überhaupt noch drannimmt. Und ohne Überweisung müssen Sie bar bezahlen«, polterte die Sekretärin weiter.

»Würden Sie ihn bitte fragen?« Hanne war ganz ruhig. Ich bewunderte sie.

Die Sekretärin verzog das Gesicht und verdrehte die Augen gen Himmel. Mit einem Seufzer erhob sie sich und verschwand in Richtung Untersuchungszimmer. Ich betete, dass sie mit einer positiven Nachricht zurückkehren würde. Einen offiziellen Termin zu bekommen konnte gewiss Wochen dauern. Ich fürchtete mich vor dem langen Warten. Auch wären die Ferien dann vorbei und ich wieder in K. Es musste klappen, heute. Er musste mich untersuchen. Endlich kam die Sekretärin zurück: »Er wird Sie heute noch untersuchen, aber Sie kommen zuletzt dran. Das kann also dauern.« Sie nickte in Richtung Wartezimmer, und wir verschwanden schnell in den überfüllten Raum, bevor sie es sich anders überlegen konnte.

Es dauerte drei Stunden. Ich lehnte an der Wand, und in mir wechselten sich Hoffnung und Furcht ab. Nach und nach leerte sich das Zimmer. Draußen wurde es völlig dunkel. Am Ende waren nur noch meine Schwester und ich übrig. Wir wurden in das Untersuchungszimmer gerufen. Der Arzt empfing uns mit einem freundlichen Händedruck. Er sah schrecklich müde aus. Das Neonlicht zeichnete seine Falten scharf nach, und seine Augenringe waren tief eingeschnitten. Dennoch war seine Miene offen, als meine Schwester erneut das Wort ergriff. Sie wiederholte, was sie bereits am Nachmittag erzählt hatte. Wieder sah ich verlegen zu Boden, aber jetzt fand ich es nicht so schlimm wie zuvor. Jetzt war ich aufgeregt, ich wollte es wissen: Gab es Hoffnung?

Wieder musste ich mich ausziehen, und wieder befühlte ein Fremder meinen Körper an den intimsten Stellen. Kopfschüttelnd betastete der Arzt meine Leisten, wendete mein Geschlecht. Ich hielt die Luft an.

»Wie kann er sagen, dass da nichts zu machen ist? Da kann man gewiss etwas machen.« Ich freute mich so sehr über diese Worte!

»Allerdings muss das alles erst mal genau abgeklärt werden. Ohne eine genaue Diagnose sollte man da nicht operieren. Ich überweise Sie zu einem Spezialisten. Da müssen zunächst Hormontests gemacht werden. Das wird er Ihnen dann schon sagen.« So unkonkret seine Worte auch waren, sie ließen mich Hoffnung schöpfen.

Zwei Wochen vergingen, dann stand mein erster Besuch bei dem mysteriösen »Endokrinologen« an, zu dem mich der Chirurg überwiesen hatte. Er war Spezialist für Hormone. Aufgeregt saß ich vor diesem grau meliert gekleideten Herrn, der meiner Schwester aufmerksam zuhörte. Ich hatte meine Sprache immer noch nicht wiedergefunden.

»Ich will ganz ehrlich sein, ich weiß nicht, ob ich etwas für Sie tun kann. Sie kommen ja recht spät, Sie sind schon 17 Jahre alt.« Seine Aussage versetzte meinen Hoffnungen einen argen Dämpfer.

»Ich muss Sie genauer untersuchen und Tests durchführen. Ich möchte Sie gern in der Klinik Köln-Merheim stationär aufnehmen, aber versprechen kann ich Ihnen nichts.«

Ich hatte auf mehr gehofft. Hatte gehofft, dass er oder irgendeiner seiner Kollegen dieses hässliche »Zwitter« von mir wegnimmt. Jetzt wieder ins Krankenhaus, wieder untersucht werden, sich immer wieder ausziehen müssen – ich hatte langsam die Nase voll davon, aber was blieb mir anderes übrig, wenn ich mehr erfahren wollte?

Voller Erwartung kam ich vier Wochen später mit meiner kleinen Reisetasche im Krankenhaus in Köln-Merheim an. Mit der Überweisung zum Endokrinologen nahm man mich stationär auf, um weitere Untersuchungen durchzuführen.

Man gab mir ein Bett in einem Viererzimmer. Ich hatte kaum meine Sachen im Einbauschrank verstaut, als schon eine Schwester kam, um mich abzuholen. Sie nahm mir Blut ab und brachte mich zu einer Untersuchung, danach zu einer zweiten, anschließend zu weiteren Tests und wieder zu einer Untersuchung. Ich zog mich aus, ich zog mich an, es nahm kein Ende. Am Abend war ich erschöpft, aber noch kein bisschen schlauer als am Morgen. Alle Untersuchungen hatten wie auf Regieanweisung mit den Worten »Da müssen wir erst noch weitere Untersuchungen machen« geendet.

Ich lag auf meinem Bett und versuchte die Gespräche meiner Zimmergenossen zu ignorieren. Mein Kopf war zu voll, als dass ich mich auf ihre Krankengeschichten hätte einlassen können. Außerdem befürchtete ich, dass sie mich fragen würden, weshalb ich da sei. Was hätte ich da sagen sollen: »Ich bin ein Zwitter, aber vielleicht gibt's noch Hoffnung?«

Die Tür wurde sacht geöffnet, und der Endokrinologe trat ein. Er nickte den anderen Männern zu und schnappte sich den Besucherstuhl, den er neben mein Bett stellte.

»Na, Herr Völling, wie geht's denn so?«

»Gut. Ein bisschen kaputt. Wissen Sie schon was?«

»Nein, so schnell geht das nicht. Da müssen wir erst noch weitere Untersuchungen machen. Oder können Sie schon nicht mehr?«

»Doch, klar. Ich will ja wissen, ob man noch was machen kann.«

»Ja, das wissen wir hoffentlich bald. Aber Sie kommen wirklich reichlich spät.«

Die Gespräche meiner Zimmergenossen waren zunächst leiser geworden, doch jetzt verstummten sie gänzlich. Sie wollten mitbekommen, was mit dem stillen Jüngelchen los war.

»Was hätten Sie denn getan, wenn wir Sie hier nicht angenommen hätten?«, fragte er mich.

»Ich hätte mich umgebracht«, antwortete ich wahrheitsgemäß. Er zog erstaunt die Augenbrauen in die Höhe.

»Ja. Sie müssen eines wissen«, sagte ich leise und konnte dabei geradezu hören, wie unsere Zuhörer große Ohren kriegten, »ich glaube manchmal ... ich bin eigentlich eine Frau ... glaube ich.«

»Eine Frau?«

»Ja.«

Er machte ein brummendes Geräusch und kratzte sich dabei am Kinn, wie es eigentlich nur Ärzte in Filmen tun. »Na, wir wollen mal sehen, was bei der ganzen Sache rauskommt.« Er klopfte ein paarmal aufmunternd auf meine Bettdecke, verabschiedete sich und war aus der Tür.

Ich griff mir schnell eine Zeitung, die ich aus dem Aufenthaltsraum hatte mitgehen lassen, und tat, als würde ich eifrig darin lesen, nur um nicht den neugierigen Blicken meiner Nachbarn zu begegnen. Sie hatten alles mit angehört. Mir war das unglaublich peinlich, aber ich wusste, wenn ich Hilfe wollte, dann musste ich die Karten auf den Tisch legen. Ich hatte schon zu lange geschwiegen. Gleichzeitig war ich stolz, dass ich den wahnwitzigen Mut gehabt hatte, dem Arzt die Wahrheit zu sagen.

Die Quittung bekam ich schon am nächsten Morgen: »Warum soll ich zum Psychiater?«

»Sie bekommen einen Brief von uns mit und gehen einfach dahin. Es steht alles drin. Der unterhält sich bloß ein bisschen mit Ihnen.« Der Endokrinologe machte sich die Mühe, mir das persönlich mitzuteilen. Ich hatte etwas gegen Arztbriefe, deren Inhalt ich nicht kannte. »Das wird schon nicht schlimm werden«, redete er beschwichtigend auf mich ein. Ich hatte keine Lust, aber ich nickte und versprach hinzugehen.

Am kommenden Nachmittag trat ich in das Behandlungszimmer des Psychiaters. Eigentlich war er ein Psychosomatiker, jemand, der sich mit körperlichen Leiden beschäftigt, die durch die Psyche verursacht werden, aber das wusste ich damals nicht. Das sollte ich erst dreißig Jahre später erfahren, als ich sein Gutachten aus meiner Krankenakte in die Hände bekam. Warum man mich damals zu einem Psychosomatiker schickte, weiß ich bis heute nicht: Mein uneindeutiges Geschlecht war ja nicht aufgrund von psychischen Befindlichkeiten entstanden.

Ich hatte ehrlich gesagt Angst vor dem, was kommen könnte. Was wusste er aus dem Arztbrief über mich?

Ich setzte mich auf den Stuhl vor seinem Schreibtisch, und wir begannen tatsächlich, uns nur »ein bisschen zu unterhalten«. Er war ganz nett, aber plötzlich, für mich völlig unvermittelt, fragte er: »Sie wollen sich also umbringen. Erklären Sie mir mal, warum.«

Ich erschrak, und mir wurde klar, warum ich nun hier saß: Der Endokrinologe hatte unser Gespräch nicht für sich behalten.

»Das wollte ich, weil mein Arzt mir gesagt hat, an meiner Krankheit könnte man nichts mehr ändern, damit müsste ich leben. Das wollte ich nicht.«

»Und wie wollten Sie sich umbringen?«

»Weiß nicht.«

»Wenn Sie sich ernsthaft Gedanken darüber gemacht hätten, dann müssten Sie doch wissen, wie, oder nicht?«

»Eine Brücke, dachte ich.«

»Welche?«

»Die Hohenzollernbrücke in Köln vielleicht.«

»Warum nur vielleicht?« Sein Ton hatte sich verändert, war aggressiver geworden. Ich hatte das Gefühl, mich verteidigen zu müssen oder als hätte ich gelogen und nun wäre mir jemand auf die Schliche gekommen.

73

»Jetzt möchte ich es ja nicht mehr.«

»Ja, aber wenn man so etwas vorhat, dann ist man ja am Ende. Das ändert sich ja nicht von heute auf morgen, oder etwa doch?«, bohrte er weiter.

»Es ist ja mein Leben. Damit kann ich machen, was ich will!«, antwortete ich forsch.

»Weit gefehlt, mein Lieber. Die Hohenzollernbrücke also ... Sind da nicht die Geländer ziemlich hoch?« Er hatte sich festgebissen. Ich bemühte mich, alles zu erzählen, aber ich fühlte mich wie auf der Anklagebank. Er schien mir das Wort im Mund umzudrehen. Endlich lehnte er sich, wenngleich immer noch mit einem unbefriedigten Gesichtsausdruck, in seinem Sessel zurück und sagte: »Nun gut.« Er holte einen Stapel Blätter aus seiner Schreibtischschublade. »Ich möchte, dass wir noch einige Tests zusammen machen. Aber eines sage ich Ihnen gleich: Wenn Sie glauben, Sie bräuchten hier nicht richtig mitzumachen oder Sie könnten mich täuschen, dann haben Sie sich geirrt. Das merke ich sofort. Ich kann auch anders!«

Ich war nicht scharf darauf, das »anders« kennenzulernen. Wenn das hier sein normaler Modus war, dann reichte mir das vollkommen. Der Mann schien mir ein bisschen irre. Ich wollte ihn nicht weiter provozieren und machte alle seine Tests brav mit, auch wenn ich den Sinn dieser Aufgaben nicht verstand. Ich sollte eine endlose Reihe von Denksportaufgaben, Konzentrationsübungen und mathematischen Rechnungen machen. Alles in einer vorgegebenen Zeit.

Er sah auf seine Armbanduhr: »So, noch zehn Sekunden. Beeilen Sie sich! Sie wissen doch bestimmt noch mehr, als da steht.«

Danach kam eine Reihe von Klecksbildern, die ich interpretieren sollte. Was das Ganze sollte, war mir schleierhaft. Nach gut dreißig Minuten war sein Repertoire an rätselhaften Übungen erschöpft, und ich war völlig fertig. Er nahm seinen Füllfederhalter und begann mit der Auswertung. Ich atmete innerlich auf: Das war ja noch mal gut gegangen. »Ich kann auch anders« blieb glücklicherweise aus. Er schien mit meinen Antworten zufrieden zu sein.

»Kann ich dann gehen?«, fragte ich vorsichtig nach einigen Minuten, die er schweigend vor meinen Bögen zugebracht hatte.

»Gehen? Nein, nein. Wir müssen uns ja noch unterhalten.« Er legte seinen Stift beiseite und sah mich eindringlich an: »Ja, ich bin da vielleicht auch nicht ganz der Richtige. Wissen Sie, ich habe auf diesem Gebiet, also auf Ihrem, keine Erfahrung. Aber nun gut: Sprechen wir über Ihre angeborene Erkrankung, Ihre Sexualstörung.«

Eine angeborene Sexualstörung? Hatte das in dem Brief gestanden? Hatte man das in den letzten Tagen hier in der Klinik über mich herausgefunden: eine gestörte Sexualität? Was bedeutete das? War ich ein Triebtäter? Pervers? Krank? Sollte diese Krankheit erst noch richtig zum Ausbruch kommen, und wäre ich dann eine Gefahr für andere? Was weiß er über mich, was ich nicht weiß? Ich hatte plötzlich fürchterliche Angst, aber nicht mehr vor ihm, sondern vor mir selbst.

Er hingegen fühlte sich, trotz seiner eingestandenen Unkenntnis, nicht unwohl, so schien es. Er setzte sich bequem zurecht, biss auf dem Ende seines Füllers herum und begann unser »Gespräch«: »Sie fühlen sich also nicht als Mann. Sind Sie denn eine Fraauu?« Er zog das Wort »Frau« unnatürlich in die Länge. Mein Kopf brauste noch von der Mitteilung meiner »angeborenen Sexualstörung«.

»Ich ... weiß nicht«, stammelte ich. Ich wollte ihn auf keinen Fall provozieren. Ich hatte das Gefühl, er hielt mich für einen Spinner. Ich beschloss, ihm die Antworten zu geben, die mich am schnellsten aus diesem Raum befreien würden. Im Nachhinein weiß ich, dass das ein Fehler war.

»Das weiß man doch, als was man sich fühlt!«

Jetzt kam er richtig in Fahrt, und eine ganze Ladung von Fragen prasselte auf mich herab, eine peinlicher als die andere. Ich war so verklemmt erzogen worden, dass mir sofort das Blut in den Kopf schoss: Was empfinden Sie, wenn Sie Frauen auf der Straße begegnen? – Was empfinden Sie, wenn Sie Männern auf der Straße begegnen? – Auf welchen Körperteil schauen Sie zuerst, wenn Sie eine Frau sehen? – Sind Sie dabei sexuell erregt? – Verkleiden Sie sich schon mal als Frau? – Schminken Sie sich? – Wie oft befriedigen Sie sich in der Woche selbst? – Welche Fantasien haben Sie dabei? – Denken Sie dabei an Männer oder an Frauen? – Welche Rolle übernehmen Sie dabei? – und so weiter und so weiter. Es nahm kein Ende. Ich war sehr verunsichert und schämte mich. Was würde er bloß von mir denken, wenn ich offen sagte, dass ich lieber eine Frau wäre? Ich traute mich das nicht in dieser Atmosphäre. Ich beantwortete seine Fragen lieber so, wie man es wohl von einem 17-jährigen Jungen erwartete. So, wie ich glaubte, dass ein »normaler« 17-Jähriger geantwortet hätte.

Ich wand mich vor Scham auf meinem Stuhl. Ein Mal nahm ich noch allen Mut zusammen: Ich setzte an, ihm zu erklären, wie es ganz tief in mir aussah – dass ich mich als kleines Kind oft als Mädchen und nicht als Junge gefühlt hatte und immer mit den Mädchen zusammen sein wollte. Ich hatte nicht das Gefühl, dass etwas davon bei ihm ankam. Er fragte nur noch mehr peinliche Dinge, über die ich mir noch nie Gedanken gemacht hatte. Mit hochrotem Kopf hockte ich da und verstummte langsam. Seine Fragen beantwortete ich am Ende nur noch mit »Weiß nicht«.

»Sie wissen, dass Sie unfruchtbar sind?«

»Ja.« Das hatten mir die Ärzte bereits mitgeteilt. Ich wusste nicht recht, welche Gefühle das in mir auslöste. Ich war so jung, Familie und Kinderwunsch schienen mir Lichtjahre entfernt.

»Ist das ein Problem für Sie?«

»Weiß nicht«, antwortete ich zum wiederholten Mal.

»Ja, wie stellen Sie sich denn Ihre Zukunft vor?«

»Mhm.« Ich zuckte mit den Schultern.

»Wollen Sie heiraten?«

»Ja, vielleicht ... ich weiß das nicht ... so genau.«

Schließlich beendete er das Verhör und schrieb seinen Bericht über meine »Sexualstörung«. Das ging erstaunlich zügig, dafür, dass ich nun schon über eine Stunde Rede und Antwort hatte stehen müssen. Er gab mir einen zugeklebten Umschlag in die Hand und sagte: »Damit müssen Sie zum Psychologen. Der soll Sie noch mal untersuchen und beraten. Wie gesagt, ich bin da kein Fachmann.«

Wieder ein Umschlag. Wieder sollte Wissen über mich ausgetauscht werden, ohne dass ich selbst wusste, was los war. Welche Art von Störung lag denn vor? Ich hatte Angst, dass man mich in eine geschlossene Abteilung einweisen würde, ohne dass jemals jemand davon erfuhr. Dann wäre ich einfach weg.

»Ja, dann alles Gute«, sagte er allen Ernstes, als ich aufstand, um zu gehen. Er musterte mich ein letztes Mal von oben bis unten: »Ja, Sie sehen ja auch recht männlich aus.«

Ich hatte keine Ahnung, was diese abschließende Bemerkung bedeuten sollte. Ich weiß es bis heute nicht. In seinem Gutachten schrieb er, Thomas Völling sei zum Zeitpunkt der Untersuchung über alle Maßen verklemmt gewesen, aber an den spärlichen Antworten, die er erhalten habe, sei abzulesen, dass er wohl vollständig in seiner männlichen Rolle sozialisiert sei und diese angenommen habe. Das las ich allerdings erst dreißig Jahre später, als mir der Arztbrief aus der Krankenakte in die Hände fiel.

Mein Aufenthalt in Köln-Merheim war weiterhin mit Untersuchungen angefüllt, man hatte mich sogar vermessen: Hüfte, Knochen, Schädel. Für mich stand immer noch die Diagnose meines Hausarztes – »Zwitter« – unangefochten im Raum. Bei den Visiten fragte ich die diensthabenden Ärzte: »Wissen Sie schon etwas?« Aber die Antwort blieb immer die gleiche: weitere Untersuchungen.

Einmal in der Woche versammelten sich Medizinstudenten auf den Fluren unserer Station. Man konnte das Geraschel ihrer neuen weißen Kittel schon durch die Türen der Krankenzimmer hören. Bewaffnet mit Notizblöcken und Kugelschreibern, warteten sie auf ihren Professor, der sie durch die Patientenzimmer zu mehr oder weniger interessanten Vorführungen mitnahm. Es war wie im Zoo. Heute stand etwas Besonderes auf ihrem Programm: ich.

Die Tür schwang auf, sie drängelten hinter ihrem Lehrmeister hinein und umringten in einer aufgekratzten Runde mein Bett. Erst schoben sie noch hier und da ein bisschen, dann hatten alle ihre Plätze gefunden, und jeder hatte einen guten Blick auf mich. Wie immer in solchen mehr oder weniger schulischen Zusammenhängen standen die Witzbolde in der letzten Reihe. Sie stießen sich übermütig in die Seiten und freuten sich auf das, was ihnen nun präsentiert werden sollte. Sie waren in bester Stimmung, und einer von ihnen flüsterte der hübschen Studentin neben ihm irgendeinen Scherz ins Ohr, sodass sie verhalten kicherte und tadelnd ihre blonden Locken schüttelte.

Der Professor stand rechts von meinem Bett und sagte, als wäre es das Natürlichste von der Welt: »Machen Sie sich mal frei.« Ich ignorierte die Aufforderung und tat, als hätte ich ihn nicht gehört. Das konnte er doch nicht wirklich von mir verlangen. Vor all den Studenten und meinen Zimmergenossen, die auch schon die Hälse reckten.

»Herr Völling, machen Sie sich bitte einmal frei.« Diesmal war schon ein leicht genervter Unterton in seiner Stimme. Mit einer auffordernden Handbewegung unterstützte er seine Bitte. Ich war fest entschlossen, nichts von meinem Körper preiszugeben. Ich zog die Beine an und schlang die Arme darum: »Nein. Ich möchte das nicht!«

»Jetzt ziehen Sie die Hose runter!« Verärgert schaute er mich an. Die Studenten verfolgten den Machtkampf ihres Professors mit dem aufmüpfigen Teenager gespannt, endlich war mal was los. Aber ihr Lehrmeister merkte, dass ich bei seiner angekündigten Vorstellung ganz und gar nicht kooperieren würde. Er funkelte mich böse an und begann seinen Vortrag über fehlentwickelte Genitalien ohne genaueres Anschauungsmaterial. Ich war so wütend über seinen Plan, mich nackt diesen Unbekannten zu präsentieren, dass mir seine Erläuterungen beinah egal war.

Die meisten Studenten hatten sich nun wieder beruhigt und lauschten interessiert den Ausführungen. Die letzte Reihe wusste, was sie sich schuldig war, und flüsterte und kicherte fortwährend. Einige machten lange Hälse und blickten in meinen Schoß, in der Hoffnung wenigstens die Umrisse meines abnormen Geschlechts durch den Stoff zu sehen. Es war wie ein Horrorfilm, und man selbst spielt die Hauptrolle – aber nicht auf der Seite der Guten. Man selbst ist der Horror, das Abartige.

Als die Vorführung zu Ende war, fühlte ich, wie man mir ein weiteres Stückchen Menschenwürde geraubt hatte.

Ich glaubte, dass diese Erniedrigung nicht mehr zu überbieten sei, aber ich hatte mich geirrt. Am folgenden Morgen holte mich der Stationsarzt ab.

»Herr Völling, kommen Sie bitte mal mit.«

»Noch eine Untersuchung?«, fragte ich matt.

»Nein, nicht gerade eine Untersuchung. Wir möchten gern ein paar Aufnahmen von Ihnen machen. Das geht ganz schnell.«

»Ich möchte bitte keine Fotos machen.«

»Aber wir müssen das dokumentieren, Herr Völling«, fing er an zu erklären, während er schon meine Hausschuhe vor den Bettrand stellte, damit ich hineinsteigen konnte. »Sie haben doch etwas Seltenes. Sollte bei uns noch einmal so ein Fall vorkommen, dann können wir vergleichen. Da wollen Sie doch sicher mithelfen, nicht wahr?«

Ich war lustlos aufgestanden. Er schob mich vor sich her auf den Flur. Wir gingen den Gang hinunter, aber ich zögerte noch immer: »Ich möchte das nicht. Bitte!«

»Aber da ist doch nichts dabei«, sagte er beschwichtigend, »die Fotografin ist eine ganz Nette, die macht das nicht zum ersten Mal. Was die schon alles gesehen hat ...«

»Die Fotografin? Eine Frau macht das?« Sofort war mir wieder das Blut in den Kopf geschossen. Ich sollte mich wieder ausziehen, diesmal vor einer Frau. Mir erschien das als etwas schrecklich Unanständiges. Dazu kam, dass diese Frau mit einer Kamera bewaffnet sein würde und ich nicht gerade das beste körperliche Selbstbewusstsein besaß. Ich wusste ja, dass mit meinem Körper etwas nicht stimmte. Nur was es war, wollte mir anscheinend niemand sagen. War es vielleicht zu schrecklich? Wer zeigt schon gern seine Genitalien fremden Leuten! Aber wenn man weiß, dass diese intimen Körperteile auch noch von der Norm abweichen, dann möchte man sie nur verstecken. Jetzt sollte ich mein ungeliebtes Ding in die Kamera halten. Ich fühlte mich wie auf dem Weg zum Schafott. Ich spürte, wie es mir eng im Hals wurde. Wie lange sollte das noch so weitergehen? Das Herumreichen, ohne dass jemand mir Auskunft darüber erteilte, was wirklich mit mir los war; das voyeuristische Begaffen.

»Morgen! Na, schon alles fertig für die große Kunst?«, lachte der Stationsarzt der Fotografin entgegen, als er die Tür öffnete und mich hinter sich her ins Zimmer zog.

»So gut wie.« Sie montierte gerade die Scheinwerfer. An einem Kartenständer, wie ich ihn aus dem Erdkundeunterricht kannte, hatte sie eine große weiße Leinwand aufgehängt. Davor standen rechts und links zwei Strahler auf hohen Stativen. An einem weiteren in der Mitte zog sie die letzte Schraube fest. Ich war wie erstarrt. Sie erwarteten tatsächlich, dass ich mich nackt in dieses gleißende Licht stellen würde.

»Guten Morgen«, sagte sie zu mir. »Sind Sie so weit?«

»Dann legen Sie mal ab, Herr Völling«, forderte der Stationsarzt mich auf.

Ich hatte keine Kraft mehr, zu kämpfen. Voller Scham und vollgestopft mit Schuldgefühlen zog ich mich aus und legte meine Sachen über einen Stuhl. Ich fror und schämte mich zu Tode. Ich legte die Hände über meine Scham.

»Na, aber …«, hob der Doktor an, »denken Sie daran, Herr Völling, dass Sie doch anderen damit helfen.« Als ich dort nackt stand, war mir das scheißegal. Ich wollte, dass sich die Erde auftat und mich mit meinem kleinen Penis und meinem roten Kopf für immer verschlang.

Die Fotografin holte eines ihrer riesigen Objektive aus dem Koffer und setzte es auf ihre Kamera. »Stellen Sie sich bitte vor die Leinwand, es kann losgehen«, sagte sie, ohne weiter auf meine miserable Verfassung einzugehen. Ich stellte mich gekrümmt und mit den Händen vor dem Unterleib vor ihre Leinwand.

»Die Hände müssen Sie schon wegnehmen, sonst wird das hier nichts«, sagte der Stationsarzt. Ich nahm die Hände weg und hätte in dem Moment am liebsten laut geschrien, da ich wusste, dass nun mein Geschlecht im grellen Scheinwerferlicht zu sehen war. Aber ich schluckte nur trocken, und der Auslöser der Kamera antwortete mit einem genauso trockenen »Klick«.

Mit diesem grauenvollen Geräusch begann mein Sterben. Ich verging vor Angst, Kälte und Scham, stand da mit leblos herabhängenden Armen.

»Jetzt kommen Sie schon, Herr Völling, ist doch alles halb so wild«, sagte der Doktor aufmunternd. »Wir gehen ja nicht mit Ihren Bildern hausieren. Wir machen das hier ja nicht, um nachher Ihre Bilder an der Haustür zu verkaufen.« Sie lachten beide über seinen Witz. In mir wurde durch diesen schlechten Scherz das Bild der Kuriosität auf dem Jahrmarkt weiter verstärkt.

Die Fotografin begann nun, mir Regieanweisungen zu geben: »Drehen Sie sich bitte mal etwas nach links. Stopp! Arme leicht nach vorne nehmen. Stopp! Das rechte Bein etwas nach hinten abspreizen. Stopp! Nur flach atmen.«

Eine weitere Aufnahmeserie prasselte über mich hinweg. Mit jedem einzelnen Klick ihrer Salven war ich weniger der Mensch, der ich einmal gewesen war. Mein Monstergefühl verstärkte sich.

Dann war die andere Seite dran: »Jetzt einmal ganz nach rechts.«

Danach meine Rückseite. Ich konnte nicht mehr und zitterte am ganzen Körper.

»Sie müssen schon ein bisschen mitmachen«, brachte sich der Doktor ein. »Je besser Sie mitarbeiten, desto schneller ist das Ganze hier vorbei.« Wieder schoss sie mich in Serie ab. Mein lautloses Sterben bemerkten die beiden nicht. Die Fotografin ging zu ihrem imposanten Ausrüstungskoffer und wechselte das Objektiv. Offensichtlich hatte sie noch nicht genug. Sie schraubte ein wahres Vergrößerungsglas vor ihre Kamera und schob das Stativ näher an mich heran. »Ich mache jetzt Großaufnahmen von ihrem Geschlechtsteil.«

Das Klicken der Kamera war jetzt noch lauter, und es hallte in meinem Kopf, in meinem ganzen Körper wider. Ich werde es nie vergessen. Ich begreife nicht, wie sie mein Elend haben ignorieren können. Es waren doch Menschen, die das taten. Sie hatten doch vielleicht selbst Kinder in meinem Alter. Sie hatten nicht einmal ein freundliches Wort. Sie haben meine Menschenwürde mit Füßen getreten. Die »unantastbare« Menschenwürde, aber für Kuriositäten wie mich schien dieser Artikel des Grundgesetzes nicht zu gelten.

Ihr Deckmantel der Forschung zählt für mich nicht. Ich wünsche mir gut informierte Ärzte für alle intersexuellen Kinder, die geboren werden. Aber muss man dazu Menschen auf solch hässliche Art erniedrigen? Musste man mich wirklich in dieses Gruselkabinett der sexuellen Abnormitäten aufnehmen, das sie Medizinbuch nennen? Reichten die fünfzig Untersuchungen nicht aus, um jemanden zu befähigen, meine Genitalien zu beschreiben, sie zu skizzieren? Bis heute suche ich in medizinischen Werken nach meinen Bildern. Sollte ich sie jemals finden, werde ich meine Peiniger anzeigen. Ich war minderjährig, niemand hatte das erlaubt. Wer darf eigenmächtig Kinder ausziehen und sie nach Lust und Laune fotografieren? Mediziner dürfen das? Warum? Wo bleibt ihre ärztliche Ethik und Moral? Wo bleibt ihre Humanität? Gilt diese etwa nicht für uns Intersexuelle? Ich habe ihre Ethik am eigenen Leib erfahren, und es schmerzt bis heute.

Endlich beendete die Fotografin die Porträtaufnahmen meines missgestalteten Genitals. Hastig, zitternd und frierend zog ich mich an und flüchtete aus diesem verfluchten Raum. Ziellos irrte ich über das Krankenhausgelände. Meine Kehle war ausgetrocknet, ein dicker Klumpen Schmerz steckte darin. Mein Zwerchfell zog sich zusammen, aber ich konnte nicht weinen und glaubte zu ersticken. Ich wusste nicht, wohin mit meinem Kummer. Ich war doch hierhergekommen, damit meine Verwirrung ein Ende fände. Jetzt war alles nur noch schlimmer. Niemand sagte mir etwas, alle schickten sich nur geheime Briefe hin und her, quetschten mich aus, nach Blut und möglichen perversen Details meiner Fantasie. Für mich konnte ich keinen Gewinn an der ganzen Prozedur entdecken. Sollte ich jemals den Ansatz zu einer eigenen Sexualität besessen haben, durch diese schmutzigen Handlungen wurde er zerstört.

Nach gut zwei Wochen sollte ich entlassen werden. Die Ärzte hatten in dieser Zeit etwas Erstaunliches festgestellt: Man hatte aus meiner Blutprobe Lymphozyten gezüchtet, sie präpariert und unter dem Mikroskop betrachtet. Man sah 46 völlig unauffällige Chromosomen mit zwei X-Chromosomen. Der normale genetische Fingerabdruck einer Frau. Der Professor aus der Universitäts-Frauenklinik, der die Chromosomenanalyse anfertigte, schrieb an den Stationsarzt, dass ein »Pseudohermaphroditismus femininus« vorliegen könnte und als Ursache der äußerlichen Vermännlichung eine Fehlleistung der Nebennierenrinde in Betracht gezogen werden sollte. Das alles stimmte. Weiblichen Pseudohermaphroditismus nannte man damals Fälle, bei denen ein uneindeutiges oder vermännlichtes äußeres Genital, aber weibliche Keimdrüsen und ein XX-Chromosomensatz vorlagen. Von der Existenz weiblicher Anteile in meinem Bauch wussten die Ärzte der Klinik Merheim ja bereits aus den vorangegangenen Arztbriefen. Das Mosaik wurde also deutlicher: Ich war genetisch und aller Wahrscheinlichkeit nach auch innen drin eine ganz normale Frau, bei der lediglich das äußere Genital zum Teil vermännlicht war. Aber vor ihnen stand Thomas Völling, der als

Junge aufgewachsen war, deshalb sagten sie mir von ihren Erkenntnissen kein Wort. Es war 1976. Es war eine andere Zeit. Aber es war dennoch falsch!

Seit den Fünfzigerjahren hatte ein ehrgeiziger Psychologe aus Amerika an intersexuellen Kindern geforscht. Seine Denkansätze hatten in den Sechziger-, Siebziger- und Achtzigerjahren bereits international in der Medizin Schule gemacht. Professor John Money behauptete, dass die geschlechtliche Identität eines Menschen sich erst nach der Geburt wirklich entwickeln würde. Neugeborene hätten mehr oder weniger Tabula rasa im Gehirn, und erst das Verhalten des Umfeldes und die Erziehung machten aus einem Jungen einen Jungen und aus einem Mädchen ein Mädchen. Ein Gedanke, der revolutionär war und Begeisterung bei Wissenschaftlern und der jungen Frauenbewegung gleichermaßen fand: Traditionelle Rollen waren nicht biologisch vorherbestimmt. Das passte in die Aufbruchstimmung der Zeit. Für Kinder mit uneindeutigen Genitalien schien Moneys These erst recht zu passen, denn die waren seiner Ansicht nach per se für alle Richtungen offen. Wichtig für die »gesunde« psychosexuelle Entwicklung war laut Money eine möglichst frühe eindeutige Geschlechtszuweisung. Das Umfeld musste wissen, woran es war, damit das Geschlecht dem Kind eindeutig vermittelt werden konnte. Dieses nimmt daraufhin die Geschlechterrolle an, die ihm von seinem Umfeld suggeriert wird. Außerdem braucht es so schnell wie möglich eindeutige Genitalien. John Money richtete in Baltimore die erste Klinik für intersexuelle Kinder ein und setzte damit Maßstäbe in der weltweiten Behandlungspraxis. Im Fall eines Neugeborenen mit uneindeutigen Genitalien wurde nun unverzüglich mit Skalpell und Hormonen das Geschlecht hergestellt, das Medizinern und Eltern sinnvoll erschien. Sehr häufig entschied man sich für eine weibliche Zuordnung, da diese

chirurgisch einfacher umzusetzen war. Das Kind später aufzuklären, lehnte man ab, da man es nicht verwirren wollte.

Das alles klingt vielleicht gar nicht mal so schlecht, aber es ist
falsch! Es stimmt schlichtweg nicht. Unsere psychische Entwicklung zu Mann oder Frau fängt schon im Mutterleib an, das Gehirn wird schon auf männliche und weibliche Strukturen ausge-
richtet. Das Umfeld macht viel aus, aber lange nicht alles.

Money wollte seine These untermauern, und er tat es auf Kosten einer Familie, die dadurch zerstört wurde: Das blutjunge Ehepaar Reimer hatte eineiige Zwillinge bekommen. Zwei ganz normale, kerngesunde kleine Jungs. Einer der beiden, Bruce, verlor
bei seiner Beschneidung seinen Penis durch einen chirurgischen
Unfall. Das Geschlecht verbrannte aufgrund eines technisch de-
fekten Geräts. Die schockierten Eltern wandten sich in ihrer Hilflosigkeit an John Money. Die Mutter des kleinen Bruce hatte ihn
in einer Talkshow reden hören. Money machte den beiden einen
wagemutigen und pionierhaften, zugleich aber grausamen Vorschlag – und die Eltern stimmten zu: Aus Bruce wurde Brenda. Er
operierte den kleinen Jungen zum Mädchen und verschrieb weibliche Hormone. Mit dem eineiigen Zwillingsbruder hatte der Wissenschaftler das ideale vergleichende Ausgangsmaterial zur end-
gültigen Belegung seiner These: Der eine entwickelte sich normal
als Junge, der andere als Mädchen. Jahrzehntelang stellte Money
den gelungenen Versuch in der wissenschaftlichen Presse dar.

Erst viel später kam heraus, dass die kleine Brenda schon früh
gegen ihre weibliche Identität rebellierte. Sie wollte keine Pup-
pen, pinkelte im Stehen und prügelte sich. Sie wurde eine Außenseiterin. Die Familie zerbrach an dem furchtbaren Geheimnis.
Der Vater trank, die Kinder wehrten sich immer stärker gegen die
ständigen Untersuchungen in Moneys Klinik. Brenda verweigerte
die Anlegung einer Scheide. Sie sprach von Selbstmord. Als sie

14 Jahre alt wurde, hielt es ihr Vater nicht mehr aus und beichtete ihr, dass sie als Junge zur Welt gekommen war.

Sie war erleichtert, plötzlich ergab alles einen Sinn. Sie nahm sofort ihr ursprüngliches Geschlecht an und nannte sich David. Die Brüste, die er durch die Hormone bekommen hatte, ließ er sich abnehmen und unterzog sich mehreren Operationen zum Penisaufbau. Später heiratete er. Glücklich wurde er jedoch nie. Er hatte sich immer als medizinisches Experiment gefühlt.

Das Ganze kam erst heraus, als der Biologe Milton Diamond den erwachsenen David Reimer ausfindig machte und ihn zu seinem Leben befragte.

Als ich 1976 in Köln-Merheim untersucht wurde, war Brenda Reimer zwölf Jahre alt. Moneys Experiment lief noch »erfolgreich«. Auch ich war ein lebendiger Beweis dafür, dass man aus einem Mädchen einen Jungen machen konnte.

David Reimer nahm sich 2004 im Alter von 38 Jahren das Leben.

Ich packte gerade meine Sachen in meine Reisetasche, als der Stationsarzt zu mir ins Zimmer kam. Ich wusste immer noch nicht, wozu ich diese ganzen Untersuchungen über mich hatte ergehen lassen. Nur in Bezug auf meine Harnröhre war man weitergekommen. Die sollte begradigt werden und vorne im Penis enden. Aber was nun wirklich mit mir los war, wusste ich nicht.

»Guten Tag, Herr Völling. Na, wie geht es denn so?«, fragte der Doktor und zog die Tür hinter sich zu. »Ich muss noch kurz mit Ihnen sprechen, bevor Sie nach Hause fahren.« Jetzt erfahre ich am Ende doch noch etwas, schoss es mir durch den Kopf.

»Bitte setzen Sie sich doch einen Moment.« Ich setzte mich auf die Bettkante, und er zog sich einen Stuhl heran.

»Also, ich muss Ihnen eine Sache mitteilen: Es könnte da etwas in Ihrem Bauch sein. Wir wissen nicht genau was. Es könnte Hodengewebe sein, eventuell auch Eierstockgewebe, aber eher Hodengewebe. Weil es aber schon so lange im Bauch liegt, wo es natürlich eigentlich nicht hingehört, also das Hodengewebe, besteht die Gefahr der Entartung. Wir müssen uns das einmal ansehen. Dazu müssen wir Sie operieren. Sind Sie einverstanden?«

Ich muss kreidebleich geworden sein, denn er beeilte sich, weiterzusprechen: »Nicht dass Sie jetzt denken, Sie haben Krebs. Das ist gar nicht gesagt. Wir wissen auch gar nicht, ob wir überhaupt etwas finden, aber wenn doch? Ja, was sollen wir dann tun? Was sollen wir dann damit machen? Sie gehen jetzt erst mal nach Hause. Überlegen Sie sich das in aller Ruhe, aber bedenken Sie bei Ihren Überlegungen: Es könnte bösartig werden! Am besten besorgen Sie sich schon mal die Unterschrift von Ihren Eltern. Sehen Sie zu allererst zu, dass Sie die bekommen.« Ich nickte mechanisch.

»Gut, alles klar. Dann gute Heimreise.« Er gab mir die Hand und verschwand aus dem Zimmer. Ich saß wie benommen da, und in meinem Kopf tat sich ein Zwiespalt auf, der mich die kommenden Monate begleiten sollte: Einerseits freute ich mich, dass ich Keimdrüsen haben sollte. Das war doch gut. Daran konnte man doch sehen, was ich wirklich war, oder? Andererseits schwebte dieses beängstigende schwarze Wort Krebs im Raum. Ich wollte meine Keimdrüsen, was es auch für welche sein sollten, nicht verlieren. Sie würden doch meine Identität ausmachen.

Wieder zu Hause angelangt, wuchs sich dieser Zwiespalt zu einer schrecklichen Zerreißprobe aus. Dass ich meine Keimdrüsen opfern sollte, um weiterleben zu können, empfand ich als große Ungerechtigkeit. Der Schmerz darüber zerriss mir das Herz. Es war eine entsetzliche Zeit. Jedes Grummeln, jedes Piksen in meinem Bauch versetzte mich in Panik: »Jetzt hast du zu lange gewartet. Das ist der Tumor, der wächst jetzt wieder«, schoss es mir durch den Kopf. »Jetzt hast du Krebs! Jetzt musst du sterben!« Ich stellte mir den Tumor wie eine Riesenkrake vor, die ihre vielen Arme in meinem Körper ausstreckt, nach meinen Organen greift, sie zerquetscht und mich von innen auffrisst. Mehrmals am Tag tastete ich meinen Bauch ab, auf der Suche nach diesem bösartigen Tier, immer in der Angst, einen Tumor oder einen Knoten zu finden, der tödliche Gewissheit bringen würde.

Meine Selbstmordgedanken kehrten zurück. Ich könnte dem ganzen Spuk ein Ende bereiten, dachte ich immer wieder. Aber ich tat es nicht. Die Nachricht, dass es da vielleicht Organe in meinem Bauch gab, die endlich Klarheit schaffen könnten, hielt mich davor zurück. Ich wollte behalten, was in meinem Bauch war, denn es gehörte zu mir. Es war Teil meiner Identität, das fühlte ich ganz deutlich. Wenn schon mein äußeres Geschlecht mich im Stich ließ, dann konnte doch wenigstens das innere mich retten. Ich wollte es behalten, und ich wollte leben – aber beides zusammen ging nicht.

Am Ende entschied ich mich für die Operation. Ein halbes Jahr lang hatte ich mich gequält, dann war ich mit meiner Kraft am Ende. Ich trug meine Seelenqual mit mir allein herum. Meine Eltern schwiegen weiterhin angstvoll, waren genauso hilflos wie ich. Ich wurde zu Hause mehr oder weniger ignoriert, die Alltagsroutine wurde aufrechterhalten. Ich konnte nicht mehr. Im August 1977 fuhr ich wieder nach Köln-Merheim. Diesmal, um mir das »krebsgefährdete Gewebe« entfernen zu lassen.

Kurz zuvor hatte ich noch mit meiner Schwester telefoniert. »Hallo, Thomas. Na, haben sie dich auf den Kopf gestellt?«

»Ja, das kann man wohl sagen.«

»Und weißt du jetzt, wie es weitergeht?«

»Ja, ich weiß jetzt, welche Möglichkeiten ich habe. Ich werde mich operieren lassen.«

»Gut, dann hast du also deine Entscheidung getroffen. Das war sicherlich nicht leicht.«

»Ganz und gar nicht, aber es muss sein.«

»Du packst es schon, Kopf hoch.«

»Danke, dass du mir geholfen hast.«

»Ja, klar. Ehrensache.« Sie hatte aufgelegt, und ich war ihr dankbar dafür, dass sie als Einzige aus der Familie den Mut hatte, mir zu helfen. Unser Telefonat sollte sich allerdings fast dreißig Jahre später als großes Missverständnis herausstellen. Ich weiß bis heute nicht, was meine Schwester damals wirklich über mich und meine körperliche Besonderheit wusste. Ich weiß nicht, was ihr die Ärzte sagten. Aber aus unserem Gespräch hatte sie geschlossen, dass ich über alle »Möglichkeiten«, wie ich es formuliert hatte, Bescheid wüsste. Für mich hieß das: Leben ohne Keimdrüsen oder Tod durch ein Krebsgeschwür. Aber sie hatte es so verstanden, dass ich mich bewusst zwischen den Möglichkeiten Mann oder Frau für ein Leben als Mann entschieden hatte. Als ich sie dreißig Jahre später bat, mir zu helfen, die Ereignisse zu rekonstruieren, verstand sie nicht, wovon ich sprach, denn in ihren Augen war ich diesen Weg freiwillig gegangen.

Nach der Operation ging es mir schlecht. So schlecht, dass man mich auf die Intensivstation verlegen musste. Mein Herz war aus dem Tritt geraten. Vielleicht, weil ich immer noch nicht das lebenswichtige Kortison bekam. Außerdem war ich geschwächt von den psychischen Strapazen, die vorangegangen waren. Die Bauchnarbe schmerzte. Ich fühlte mich schwach und leer. Wenn ich an mir herab auf das Laken blickte, sah ich meinen kleinen, mageren Körper, der sich darunter abzeichnete. Es war ein erbarmungswürdiger Anblick. War das, was man dort sah, ein Mann oder eine Frau? Es war keins von beidem. Eine kleine Gestalt ohne Geschlecht. Ein krankes Kind am ehesten.

Bei der ersten Visite kam der Stationsarzt an mein Bett und sagte: »Wir haben alles entfernt.« Ich bezog das auf das krebsgefährdete Gewebe. Es war also doch schon bösartig geworden. Sie hatten den Tumor entfernt.

»Danke«, sagte ich matt, und er nickte stumm und ging. Ich habe mich tatsächlich bedankt.

Wenn ich heute darüber nachdenke, macht mich das fassungslos, dieses »Danke«. Ich sprach es von Herzen aus, denn ich dachte, sie hätten mir mein Leben gerettet. In Wirklichkeit hatten sie es zerstört: Sie fanden nämlich kein krebsgefährdetes Gewebe. Sie fanden überhaupt kein Hodengewebe. Sie fanden eine Gebärmutter und Eierstöcke, passend zu den XX-Chromosomen, die sie ja schon vor einem halben Jahr festgestellt hatten. Sie fanden eine Scheide, wenngleich sie nicht in die Gebärmutter mündete, sondern blind endete.

Wieder stand ein entscheidungstragender Arzt vor meinem Bauch und wusste nicht, was er tun sollte. Er fällte die falsche Entscheidung, denn in dem Moment, als er die gesunden weiblichen Organe sah, hätte er das Messer aus der Hand legen und die Operation abbrechen müssen. Er hatte mit meiner Unterschrift die Erlaubnis erhalten, krebsartig verändertes Gewebe zu entfernen, aber zu dem, was er tatsächlich tat, hatte er keine Berechtigung: Er legte das Messer nicht weg, denn in seinen Augen verhalf er Thomas Völling endlich zu einem eindeutigen Geschlecht. Er schnitt die Gebärmutter und die Eierstöcke heraus. Er kastrierte mich. Das war ein Verbrechen. Ein Verbrechen, für das ich mich brav bedankt habe. Ich hatte von alldem keine Ahnung. Ich war froh, am Leben zu sein, auch wenn es mir so schlecht ging wie noch nie.

In den kommenden Wochen ergriff mich eine tiefe Traurigkeit. Ich spürte, ich hatte etwas Wichtiges verloren. Hatte ich einen Fehler gemacht, als ich mein Einverständnis zur Operation gab? Mein 18. Geburtstag war im April gewesen. Ich hatte selber unterzeichnet. Jetzt war nichts mehr in mir, was mir Auskunft darüber hätte geben können, was ich wirklich war: Mann, Frau, dazwischen? Jetzt war ich leer, ich war gar nichts mehr.

Nur langsam kam ich wieder auf die Beine. Oft wurde mir übel, willkürlich überfiel mich Herzrasen, oder ein Schwall Hitze fuhr mir durch den Körper, sodass ich ganz rot wurde und mir der Schweiß ausbrach. Mein Körper geriet aus dem Lot. Die Eierstöcke hatten Östrogene produziert, die mir nun fehlten. Mit vier Jahren war ich in die Pubertät gekommen, mit 18 kam ich in die Wechseljahre.

Wiederholt fuhr ich nach Köln-Merheim und berichtete von meinen gesundheitlichen Problemen, aber man reagierte dort immer kurz angebunden. Ich hatte das Gefühl, ich sei ihnen lästig. Stets schickten sie mich mit ein paar wahllosen Ratschlägen wieder nach Hause, und mir ging es weiterhin schlecht.

Zusätzlich standen weitere Operationen an: die Verlegung der Harnröhre und die Aufrichtung meines kleinen Penis. Mir war nicht nach noch mehr Operationen zumute, aber ich wollte endlich mein wiedergewonnenes Leben beginnen. Ich hatte ja wissen wollen, ob man mir helfen könnte. Die Antwort der Ärzte lag in der Chirurgie, und die kann vieles. Die Ärzte ließen mich in dem Glauben, dass ich männlichen Geschlechts sei und nur einige kosmetische Eingriffe vonnöten seien, um das auch nach außen darzustellen. Ich wollte nur eines: Endlich »normal« sein, endlich unauffällig und in Ruhe leben.

In meiner Vorstellung würde die Sache schnell erledigt sein: Ich würde mich in die urologische Klinik nach Ludwigshafen begeben, und mit einer Operation wäre alles erledigt. Dann sähe ich aus wie ein Mann, könnte Pinkeln wie ein Mann, vielleicht sogar, wenn der ganze Spuk ein Ende fände, eines Tages eine Freundin haben.

Aber es kam anders: In Ludwigshafen wiederholten sich die entwürdigenden Szenen aus Köln-Merheim. Wieder standen Mediziner vor meinem entblößten Geschlecht und diskutierten darüber, was man mit »solchem Material« noch anfangen könne, wieder wurde ich gegen meinen Willen fotografiert. Es kam die erste, zweite, dritte Operation. Man legte eine Harnröhre an, die niemals richtig funktionieren sollte. Ich bekam ständig Infektionen, dazu hässliche und schmerzende Narben am ganzen Genital. Über die Jahre wurde ich resistent gegen fast alle Antibiotika. Man setzte mir Hodenprothesen ein. Man versuchte, meinen Penis aufzurichten.

»Ja, haben Sie ihn denn noch nicht ausprobiert?«, fragte mich der operierende Urologe über den Rand seiner Brille hinweg. Sie waren in ihrer üblichen Besetzung an meinem Bett angetreten: drei Ärzte, zwei Schwestern. Morgen sollte ich wieder operiert werden, sie kamen zur »Vorbesichtigung«. Im Halbkreis standen sie um mich herum und blickten auf mein entblößtes, halb korrigiertes Geschlecht – wie immer im voll belegten Patientenzimmer. Ich wusste nicht, worauf er hinauswollte.

»Mit einem Mädchen? Haben Sie es schon mal mit einem Mädchen probiert?«, setzte er nach.

»Ich ... wie, also ... nein.« Ich schämte mich, war fassungslos, dass er mich vor allen Menschen so etwas Intimes fragte. Mein Stottern führte zur allgemeinen Erheiterung. Er schmunzelte süffisant, und die Schwestern lachten verhalten mit.

»Na, dann suchen Sie sich endlich mal eine Freundin, und probieren Sie aus, ob er funktioniert.« Mir war das so peinlich. Sie gingen, und ich zog mir schnell die Hose hoch. In solchen Momenten wäre ich am liebsten doch tot gewesen.

Nach einer Operation war es niemals besser als davor: Die Narben bildeten Verhärtungen und schmerzhafte Fisteln, und es sah auch immer hässlicher aus da unten. »Nur noch eine Operation«, sagten die Ärzte dann. »Nach der nächsten sieht es besser aus.« Doch ich erkannte mich jedes Mal weniger wieder. Nur um endlich »normal« zu sein und wieder ohne Schmerzen Wasser lassen zu können, wie ich es vor den Eingriffen konnte, ließ ich mich immer wieder auf eine weitere Korrektur ein.

Aber zum Schluss bin ich einfach nicht mehr hingegangen zu ihren Kontrollen und Nachsorgeuntersuchungen, in denen gleich schon von der nächsten Operation die Rede war.

Mit der Zeit heilten die entzündeten Narben ab. Die Harnwegsinfekte blieben. Genauso wie die Unsicherheit. Ich würde niemals ein normaler Mann sein.

1979 sagte man mir endlich, dass ich AGS habe, obwohl das schon drei Jahre zuvor in Köln klar gewesen sein muss. Erst jetzt bekam ich Kortison. Gleichzeitig begann man, mir hoch dosiertes Testosteron zu geben, um – wie man mir sagte – Osteoporose vorzubeugen; »da Sie ja keine Gonaden mehr besitzen, die ein Hormon produzieren, das Ihre Knochen zusammenhält«. Aber das Testosteron machte noch viel mehr: Mir wuchsen überall am Körper Haare, nur auf dem Kopf fielen sie mir schon bald aus. Eine hässliche Stirnglatze begann sich durchzusetzen. Dafür bekam ich einen Bart, und meine Stimme rutschte noch tiefer. Mein Körper wurde muskulöser.

Ich versuchte alles, um in der männlichen Rolle, die man mir zugewiesen hatte, anzukommen. Ließ mir sogar ein Schnurrbärtchen stehen.

Die letzten drei Jahre hatte ich mehr oder weniger im Krankenhaus verbracht, und deshalb fiel ich durch das Abitur, zwei Punkte fehlten. Ich entschloss mich zu einer Krankenpflegeausbildung, wollte es besser machen als so viele, die mir im Krankenhaus mit Kälte begegnet waren.

Die Entfremdung von meinen Eltern war mittlerweile unüberbrückbar geworden. Ich packte meine Sachen und zog aus, froh, endlich aus K. wegzukommen. Im Krankenhaus hatten meine Eltern mich nie besuchen können. Sie waren selbst bei schlechter Gesundheit. Über meine Operationen wurde selten ein Wort gesprochen. Hilfloses Schweigen und besorgte Blicke umgaben mich. Meine Mutter starb ein Jahr nach meinem Auszug an den Folgen eines weiteren Herzinfarkts, mein Vater folgte ihr vier Jahre später.

Ich wollte mein Leben irgendwo anonym, ohne Vorgeschichte, beginnen. Irgendwo, wo ich nicht als Sonderling aufgewachsen war. Bevor ich meinen Heimatort verließ, suchte ich ein letztes Mal die Praxis von Dorfarzt S. auf. Ich wollte meine Krankenunterlagen mitnehmen. Vor und nach den Operationen hatte ich immer wieder zu ihm gehen müssen, um mir Überweisungen oder Rezepte zu holen. Er war ja der einzige Arzt in der Gegend. Jedes Mal wurde mir speiübel, wenn ich seine Praxis betreten musste. Nun war ich froh, dass es das letzte Mal sein würde.

»Was willst du denn mit deinen Unterlagen, Thomas?«, blaffte er mich an, als ich ihm meine Bitte vortrug.

»Ich gehe weg von hier. Falls ich woanders noch mal untersucht werde, brauche ich meine Krankengeschichte.«

»Junge, jetzt vergiss doch diese ständigen Untersuchungen. Die führen dich nur vor. Die machen sich einen Scherz aus dir.«

»Ich will sie mitnehmen«, bestand ich weiterhin auf meinem Recht. Er gab schließlich nach und überließ mir die spärlichen Unterlagen. Ich konnte diesem Mann nichts Gutes abgewinnen, aber mit dem Vorführen sollte er recht behalten.

Kapitel 6

Dazwischenleben

Nach K. kehrte ich nur gelegentlich zurück, um meinen Vater zu besuchen. Nachdem er gestorben war, fuhr ich so gut wie gar nicht mehr hin, denn zu den Geschwistern, die noch im Ort lebten, hatte ich nur unregelmäßigen Kontakt. Die anderen waren über ganz Deutschland verstreut. Wir telefonierten manchmal und sahen uns selten.

In der Fremde hielt ich es nie lange an einem Ort aus, ich fühlte mich schnell erdrückt von den Menschen um mich herum. Ich schätzte eher die Zeit des Kennenlernens. Da herrschen Respekt und Zurückhaltung vor, da werden keine persönlichen Fragen gestellt. Ich suchte diese Situation so oft wie möglich, das heißt umgekehrt: Ich flüchtete, sobald es über Belanglosigkeiten hinauszugehen drohte.

Ich bemühte mich redlich, der gute Kollege Thomas Völling zu sein, auf den man sich verlassen konnte, der seinen Job ernst nahm – und der selten zu Betriebsfeiern auftauchte.

Nach meiner Ausbildung in einem Düsseldorfer Krankenhaus ging ich zunächst nach Hessen. Eigentlich war es nett dort, familiär, aber mir wurde es schnell zu eng. Die Kollegen und Ärzte duzten sich. Im Winter gingen wir einmal in der Woche zusammen Schlittschuhlaufen. Ich fühlte mich akzeptiert, und die Arbeit war nicht besonders schwierig. Die Kleinstadt in der Nähe von Worms, wo sich das Krankenhaus befand, erinnerte mich jedoch auf ungute Weise an meinen Heimatort. Ich konnte mich mit diesem Mief der Provinz nicht arrangieren. Ich fühlte mich immer öfter wie in K., und das Atmen wurde mir schwer davon. Wenn meine Kollegen sich im breitesten Hessisch im Schwesternzimmer über die Eigenarten von Schusters Hansi oder der Frau vom Schlachter ereiferten, dann waren diese beklemmenden Gefühle meiner Kindheit sofort wieder da.

Ich bewarb mich in der Uniklinik Aachen und bekam tatsächlich dort eine Stelle. Das war ein Umstieg wie vom Propellerflugzeug ins Raumschiff. Das moderne Klinikum hatte gerade erst eröffnet. Alles glänzte und blitzte, es gab nur die neuesten Geräte und die besten Professoren. Patienten kamen aus aller Herren Länder, aus Japan, Russland oder Saudi-Arabien. Ich arbeitete auf der Intensivstation. Es war echte Knochenarbeit: harter Schichtdienst, komplizierte Anordnungen und ein Arbeitspensum, das kaum zu schaffen war. Auch unter dem Pflegepersonal wehte hier ein anderer Wind. Alle waren so damit beschäftigt, die enormen Arbeitsberge abzuarbeiten, dass kaum Platz für Persönliches blieb. Wir siezten uns, und es wurde nicht über Privates gesprochen. Viele bemängelten dies als schlechtes Betriebsklima, ich empfand es als ganz angenehm. Ich lernte täglich Neues, und das internationale Flair, das immer wieder durch die Krankenhausflure zog, wenn ein Scheich mit »Hofstaat« anrauschte, fand ich spannend. Aber mein Körper konnte die anstrengende Arbeit auf Dauer kaum bewältigen. Schon kurz nach meiner Einstellung musste ich mich dem Betriebsarzt zu einer Generaluntersuchung vorstellen. Ich sagte ihm, dass ich AGS hätte, und er verbot mir sofort, in Nachtschichten zu arbeiten. Seit man mir die Diagnose mitgeteilt hatte, musste ich immer sehr genau meine Kortison-Medikamente einnehmen. Sie waren so eingestellt, dass mein Körper zu jeder Tages- und Nachtzeit die ausreichende Menge des Stoffs zugeführt bekam. Der Schichtdienst brachte meinen Körperrhythmus ständig durcheinander, und die Gefahr, dass mein Kreislauf kollabieren könnte, war dem Betriebsarzt zu groß. Er stellte mir außerdem einen Schwerbehindertenausweis aus. Seine Ernsthaftigkeit und der Behindertenausweis in meiner Tasche machten mir zum ersten Mal bewusst, dass das Adrenogenitale Syndrom keine Kleinigkeit war. Seitdem trug ich ein kleines Metallröhrchen an einer Kette um den Hals. Man konnte es aufschrauben, und darin befand sich ein Zettel, auf dem mein Krankheitsbild, meine Blutgruppe und die Medikamente, die ich nehmen muss, aufgeschrieben waren.

Meine Kollegen nahmen zwar stöhnend zur Kenntnis, dass ich nun für die ungeliebten Nachtschichten ausfallen würde, aber weiter wurde darüber nicht gesprochen.

Nach fünf Jahren war ich jedoch auch ohne Nachtschichten körperlich so erschöpft, dass ich mich nach einer neuen Stelle umsah. Der Norden Deutschlands interessierte mich, denn dort war ich noch nie gewesen. Ich bewarb mich in einigen Städten, aber es kamen keine positiven Antworten. Die Arbeitslage für Pflegepersonal hatte sich verändert. Während in den Achtzigerjahren händeringend Personal gesucht worden war, wurde der Abbau im Pflegebereich in den Neunzigerjahren schon deutlich spürbar.

Aber ich hatte Glück bei dem Düsseldorfer Krankenhaus, in dem ich vor Jahren meine Ausbildung gemacht hatte. Dort nahm man mich gern wieder. Ich zog ins Schwesternwohnheim, übergangsweise – dachte ich, denn vielleicht würde sich ja doch noch eine Stelle in Norddeutschland ergeben. Letztlich blieb ich aber in Düsseldorf hängen. Die Kollegen waren nett und unaufdringlich, die Ärzte locker, die Arbeit leicht – kein Vergleich zu Aachen.

Die Großstadt Düsseldorf bewahrte mich auch vor schlechten Erinnerungen an die verbohrte Provinz. Ich richtete mich in meiner selbst gewählten Isolation ein. Einer meiner älteren Brüder, Bernhard, lebte in der Nähe von Düsseldorf. Bei ihm meldete ich mich, und wir sahen uns ab und zu. Wir hatten nie viel miteinander zu tun gehabt. Er war gut zehn Jahre älter als ich, und so hatten wir auch als Kinder kaum zusammen gespielt. Aber jetzt tranken wir hin und wieder gemeinsam einen Kaffee und hielten uns auf dem Laufenden.

Nur ein paar wenige Möbel holte ich mir in mein Appartement – für mehr wäre auch kein Platz gewesen. Ich arbeitete. In meiner Freizeit ging ich in den Feldern spazieren, die sich an den Stadtrand drückten. Wenn es regnete, bastelte ich zu Hause Papierburgen. Ich kaufte mir diese Schablonen regelmäßig im Bastelbedarf in der Innenstadt und konnte Stunden damit verbringen, Mauern, Schutzwälle und Wehrtürme zu bauen. Das gefiel mir, denn es passte zu meinem Leben.

Ich funktionierte nach außen hin einwandfrei, das war das Erbe meiner Mutter. Innerlich aber hatte ich keine Ruhe gefunden. Jeden Tag kämpfte ich aufs Neue mit meiner Rolle als Mann. Ich bewegte mich in einem endlosen Kreis: Je männlicher ich durch das Testosteron wurde, desto fremder fühlte ich mich in meinem Korper. Je stärker dieses Entfremdungsgefühl wurde, desto stärker bemühte ich mich wiederum, mit betonter »Männlichkeit« gegenzusteuern: Ich schnitt mir die Haare raspelkurz und trug sportliche Kleidung.

Das kostete Kraft. Immer öfter kehrten die Selbstmordgedanken zurück. All meine Hoffnungen, die ich in die Operationen gesetzt hatte, waren vergebens gewesen. Es funktionierte einfach nicht. Mein Körper machte nicht mit, das merkte ich bei jedem Gang zur Toilette. Meine Psyche rebellierte ebenfalls, das wurde mir jedes Mal bewusst, wenn ich den fremden Mann im Spiegel betrachtete.

Meine Abneigung gegen das Testosteron wurde immer größer. Ich hasste diese Spritzentermine, von denen mir schon der ganze Hintern wehtat und ich kaum mehr sitzen konnte. Über Jahre haben sie mir alle vier Wochen da reingestochen. Ich wollte das Zeug nicht mehr.

Mein Harnröhreninfekt war inzwischen chronisch. Immer wieder musste ich zum Urologen. Ich glaube, es gibt kaum einen Menschen, der öfter als ich vor Ärzten die Hose runtergelassen hat.

Kapitel 7

Kontakt! Wir sind viele!

Wie ein Besessener hatte ich all meine Erinnerungen niederge-
schrieben. Jedes Mal, wenn ich nach der Schicht in mein Appartement zurückkehrte, setzte ich mich an den Computer. Ich sah
nicht auf die Zeilen, nur auf die Tastatur und hämmerte auf sie
ein, als ginge es um mein Leben – es *ging* um mein Leben. Schnell
hatte ich begriffen, dass dieses Schreiben mehr half als die Thera-
piestunden beim Psychologen. Immer wieder erschrak ich darüber, was sich plötzlich alles an Erinnerungen in meinem Kopf
befand. Viele Dinge kamen zum ersten Mal in mein Bewusstsein
zurück und schlugen mir mit harter Faust ins fassungslose Gesicht. Aber wenn ich neu anfangen wollte, wenn ich wirklich
Schluss machen wollte mit Thomas Völling, dann musste ich Klarheit haben – und diese Klarheit gewann ich durch das Schreiben.

Noch etwas wurde mir bewusst: Es musste noch mehr Menschen geben wie mich. Aber wo waren sie? Wie lebten sie? Was
waren ihre Geschichten? Ich musste mehr herausfinden über Intersexuelle, Zwitter, Hermaphroditen. Wenn ich mein Leben so
radikal ändern wollte, musste ich gewappnet sein. Dann musste
ich genau wissen, was Intersexualität bedeutet, welche Formen es
gab, welche Geschichten.

Am frühen Sonntagabend hatte ich mich an den Computer gesetzt, um zu schreiben, aber die Erinnerungen waren zu schmerzhaft. Ich dachte wiederholt an die Demütigungen im Krankenhaus – heute hatte ich dazu nicht die Kraft.

Ich könnte einfach den Fernseher einschalten und mich mit einem Tatort betäuben. Auch keine wirklich verlockende Alternative. Also begann ich, Worte in die Suchmaske des Internets einzugeben: Zwitter, Intersexualität, Hermaphroditen ... Bis zum Morgengrauen stand ich nicht mehr von meinem Stuhl auf.

Ich stieß auf eine Selbsthilfegruppe: die XY-Frauen. Sie veranstalteten ein jährliches Treffen in einer Kleinstadt im Spessart. Wie gern wäre ich dorthin gefahren! Ich musste unbedingt mit jemandem sprechen, der wusste, was es bedeutet, ein Leben zwischen den Geschlechtern zu führen. Da gab es nur ein Problem: Ich war keine XY-Frau, vielmehr hatte man einen XX-Mann aus mir gemacht. Ich war sozusagen seitenverkehrt zu diesen Frauen, die vom Ursprung her männliche Anlagen hatten.

Ich las genauer nach, was es mit diesen »Frauen« auf sich hat: Das chromosomale Geschlecht XX für Weiblich oder XY für Männlich wird bei der Befruchtung der Eizelle festgelegt. Das Y-Chromosom ist für die Entwicklung zum Mann entscheidend. Es steuert die Bildung von Hoden, die dann männliche Sexualhormone, sogenannte Androgene, ausschütten, die die Vermännlichung des Embryos einleiten und regeln. Wenn das Y-Chromosom fehlt oder seine Wirkung aufgrund einer Störung nicht entfalten kann, verläuft die Entwicklung weiter Richtung Weiblich. Das heißt, dass ein Embryo einen Chromosomensatz von 46 XY-Chromosomen haben kann und in der späteren Entwicklung die Vermännlichung ausbleibt oder nur ansatzweise umgesetzt wird. Dann kommt ein kleines Kind zur Welt, das von außen aussieht wie ein Mädchen, aber innen keine Eierstöcke, sondern Hoden oder Hodenanlagen besitzt.

Aber wenn diese Kinder doch Hoden hatten, mussten sie nicht dann auch Testosteron produzieren, das zu einer Vermännlichung im Mutterleib hätte führen müssen? Tatsächlich stellen die Keimdrüsen auch Testosteron her, bei vielen reicht es aber nicht zu einer normalen Vermännlichung aus. Bei anderen war der Stolperstein der fehlende Rezeptor für das Hormon: Damit das Testosteron wirken kann, braucht es die richtige Verbindung zum Andocken in den Zellen. Wenn die fehlt oder nur bedingt arbeitet, ist das Testosteron nutzlos, es kann seine Wirkung nicht entfalten, und das »Modell Frau« wird ausgeführt. Medizinisch spricht man dann von einer Resistenz gegen Androgene, also männliche Sexualhormone. Bei einer gänzlichen Resistenz, dem sogenannten Complete Androgen Insensitivity Syndrom (CAIS), reagieren die Körperzellen überhaupt nicht auf Androgene. Nach außen sieht man ein kleines Mädchen, und häufig fällt erst in der Pubertät auf, dass die Entwicklung ungewöhnlich verläuft. Die Periode bleibt aus, da weder Uterus noch Eierstöcke angelegt sind. Auch setzt keine Körperbehaarung ein. Bei einer gynäkologischen Untersuchung wird manchmal noch eine Verkürzung der Scheide festgestellt.

Bei einer Partiellen Androgenresistenz oder Partial Androgen Insensitivity Syndrom (PAIS) ist der Rezeptor nur eingeschränkt tätig. Er kann die Androgene zwar aufnehmen, aber nur unvollständig. Wie viel, das kann von Mensch zu Mensch verschieden sein, und deshalb verlaufen auch die Entwicklungen unterschiedlich. Schon als Kind kann das Mädchen dann mehr oder weniger knabenhafte Züge tragen, sowohl im Aussehen als auch im Verhalten. In der Pubertät, wenn besonders viel Testosteron durch die Hoden in ihre Blutbahn gelangt, kann eine weitere Entwicklung Richtung Mann eintreten. Diese Vermännlichung kann unterschiedlich stark ausfallen.

Als ich das 2006 auf der Homepage der XY-Frauen las, hatte die Leichtathletin Caster Semenya ihre Goldmedaille im 800-Meter-Lauf noch nicht gewonnen. Aber mir traten, als ich die Beschreibungen auf der Internetseite der XY-Frauen las, unwillkürlich Bilder von Sportlerinnen vor Augen, die in »Verdacht« gestanden hatten, keine »echten« Frauen zu sein. Caster Semenya war da noch ein Teenager in Südafrika. Vielleicht hatten findige Sporttrainer schon bemerkt, dass dieses Mädchen rennen konnte wie der Wind. Vielleicht hatten sie insgeheim auch den Verdacht, dass die knabenhafte 15-Jährige ein »ungewöhnliches« Mädchen sei. Drei Jahre später lief sie auf der Leichtathletik-Weltmeisterschaft in Berlin allen davon. Das Foto ihres maskulinen Oberkörpers, mit den im Freudentaumel hochgerissenen Armen, ging um die Welt. Das sollte eine Frau sein?, fragten sich Zuschauer und Komitee. »Niemals, Betrug!«, giftete die Presse. Sollte sie ihre Medaille behalten? Vor den Augen der Weltöffentlichkeit wurde das Mädchen zerrissen.

Ihre Trainer hatten offenbar schon im Vorfeld Untersuchungen veranlasst. Was dabei genau herauskam, weiß keiner. Sollten sie gewusst haben, dass Caster einen XY-Chromosomensatz hatte, so sagten sie es ihr nicht. Sie ließen sie buchstäblich ins offene Messer rennen. Als was sie sich fühlte, wie sie leben möchte – das blieb im Dunkeln. Letztlich durfte sie ihre Medaille behalten. Wie viel Freude sie daran noch hatte, würde mich interessieren. Ob sie weiterhin als Athletin antreten darf, blieb zunächst unklar. Nach längerem Hin und Her entschied man, dass sie wieder starten darf.

Ich verließ die Seite der XY-Frauen und surfte einige Zeit durch die Sportgeschichte. Sie war voll von Fällen geschlechtlicher Uneindeutigkeit: Männer, die als Frauen verkleidet antraten; Sportlerinnen, die so mit Testosteron gedopt waren, dass man sie kaum noch als Frauen erkennen konnte; auch Transsexuelle. Wie viele Intersexuelle wohl schon Weltrekorde aufgestellt hatten?

Ich las die Geschichte einer polnischen Läuferin: Ewa Klobukowska durfte nach sportlichen Erfolgen plötzlich nicht mehr
zum Finale des Europacups 1967 in Kiew starten. Ein Geschlechts-
test hatte nämlich zutage gebracht, dass sie einen XXY-Chromoso-
mensatz besaß. Sie musste daher ihre Karriere an den Nagel hängen. Dass sie als Mädchen aufgewachsen war, immer als Frau
gelebt hatte und dies auch nach der Diagnose niemals ändern
wollte, stand nicht zur Debatte. Diese Menschen von dem auszuschließen, was sie am Besten konnten und wofür sie hart gearbeitet
hatten, erschien mir absurd. Sie alternativlos von den Wettkämp-
fen auszuschließen widersprach doch dem Gesetz, dass niemand
aufgrund seines Geschlechts diskriminiert werden durfte. Oder
galt das nicht für Intersexuelle? Wenn man eine körperliche Behin-
derung hatte, konnte man zu den Paralympics, aber als Intersexueller konnte man nur noch nach Hause gehen.

Erst 1999 schaffte das Olympische Komitee die systematischen
»Weiblichkeitskontrollen« ab. Sie wurden als unethisch, diskrimi-
nierend und medizinisch fragwürdig kritisiert. Auch der einfache
Gentest zur Geschlechtsbestimmung wurde im Jahr 2000 eingestellt. Offensichtlich hatte man dazugelernt. Als Caster Semenya
2009 allerdings ihre Medaille holte, bekam sie das ganze Programm nachträglich zu spüren.

Als ich von ihrem Fall im Fernsehen erfuhr, fand ich es einfach
nur ungerecht und menschenverachtend, wie mit ihr umgegangen wurde. Es war so gänzlich anders als mit anderen »Ausnah-
meathleten«: Der enorme körperliche Vorteil, den zum Beispiel
der Weltklasseschwimmer Michael Phelps durch Füße in Schuhgröße 48,5 hatte, oder die Armspannweite von 2,13 m, die Michael Groß im Wasser zugutekam – das wurde nie unter dem Ge-
sichtspunkt der Unfairness diskutiert. Da sprach man von
»begnadeten Körpern«. Bei Intersexuellen dagegen von Betrug.

Die Gentests, Hormontests und Ultraschallbilder können nicht beantworten, ob der Mensch ein Mann oder eine Frau ist. Das kann immer nur er selbst. Wie will man außerdem beweisen, dass die Schnelligkeit einer Ewa Klobukowska oder Caster Semenya aus ihrer Intersexualität resultierte? Michael Phelps wäre mit Schuhgröße 43 vielleicht ein ebenso guter Schwimmer.

Über eine Stunde hatte ich Artikel zu Geschlechtstests und »Fairness« im Sport aus dem Netz gefischt. Dann kehrte ich zur Seite der XY-Frauen zurück. Ich wollte noch mehr wissen über die verschiedenen Erscheinungsformen.

Auf ihrer Internetseite las ich, dass es auch Formen gab, die gleich nach der Geburt auf Intersexualität hindeuteten. Dann traf man bei den Neugeborenen nicht auf »ganz normale« kleine Mädchen, die ihre männlichen Anlagen nur innen trugen, sondern auf Kinder mit uneindeutigen Genitalien. Die Klitoris war meist verlängert. So, wie bei mir als weiblicher Embryo zu viel Testosteron bedingt hatte, dass aus einer weiblichen Klitoris ein kleiner Penis herausgewachsen war, so bedingte bei ihnen der Mangel an Testosteron, dass der männlich angelegte Embryo keinen richtigen Penis ausbilden konnte. Als Babys sahen manche XY-Frauen und ich ziemlich ähnlich aus, zumindest was den Blick in den Schoß betraf. Da gab es also doch Gemeinsamkeiten!

Grund für die nicht vollständige Entwicklung zum Mann kann ein Gendefekt sein: Auf dem Y liegt das sogenannte Sex determining region of Y-Gen (SRY-Gen), das zum Beispiel für die Ausbildung der Hoden zuständig ist. Wenn das nicht richtig arbeitet, werden nur Hoden-ähnliche Stränge oder vielleicht nur auf einer Seite des Körpers ein richtiger Hoden ausgebildet, während auf der anderen nur ein Strang zu finden ist. Man bezeichnet das als Reine oder Gemischte Gonadendysgenesie. Dann wird von vornherein zu wenig Testosteron produziert, um den Embryo gemäß seiner Anlagen zu vermännlichen. Bei der Gemischten Gonadendysgenesie kommt es zu einer Verlängerung der Klitoris, die in der Pubertät noch weiter wachsen kann. Eine Brust bekommen diese Mädchen meist nicht.

Besonders berührten mich die Ausführungen zu zwei Erscheinungsformen, deren Bezeichnung ich drei Mal lesen musste: 5-Alpha-Reduktase-Mangel und 17-Beta-Hydroxysteroid-Dehydrogenase-Mangel (kurz 17-Beta-HSD-Mangel). Beides sind Enzymstörungen, die verhindern, dass ausreichend Testosteron in den Zielzellen verarbeitet werden kann. In der Kindheit sehen diese Menschen aus wie Mädchen, manche von ihnen haben eine vergrößerte Klitoris. In der Pubertät setzt jedoch eine »spontane Vermännlichung« ein. Diese Beschreibung war es, die mich berührte, denn ich wusste selbst, was es heißt, wenn sich der Körper plötzlich in Richtung Mann aufmacht. Diese Mädchen kommen dann als Teenager in den Stimmbruch, ihre Klitoris wächst sich zu einem kleinen Penis aus, sie schießen förmlich in die Höhe, sie bekommen Bartwuchs und eine männliche Behaarung, entwickeln Muskulatur und eine maskuline Körperform. Wie verwirrend musste das für diese Menschen sein! War ein Leben als Frau nach solch einem Schub überhaupt noch möglich? Oder fühlten sie sich dann als Mann?

Ich erinnerte mich daran, schon einmal von einem solchen Fall gehört zu haben, allerdings war es da um eine fiktive Person in einem Buch gegangen. Ich hatte es nicht gelesen, aber es war in vielen Zeitungen besprochen worden und hatte lange Zeit auf den Bestseller-Listen gestanden. Der Titel war mir noch in Erinnerung: *Middlesex* von Jeffrey Eugenides.

Ich gab den Titel in die Suchmaske ein, und sofort kamen viele Einträge: In dem Roman, für den der Autor den Pulitzer-Preis erhalten hatte, wurde die Geschichte eines »Mädchens« erzählt, das sich in der Pubertät zum Mann entwickelt. Die Hauptfigur lebt danach in einer männlichen Identität weiter, hält ihre Intersexualität aber weiterhin geheim. Allerdings gibt es hier ein Happy End: Am Ende steht eine neue Liebe, in der sich die Hauptperson endlich so geben kann, wie sie wirklich ist – intersexuell.

Biologisch eher ein Mann, aufgezogen wie ein Mädchen – mich faszinierte dieser Gedanke, und ich nahm mir fest vor, das Buch so schnell wie möglich zu lesen. Komisch, dass ich es nicht schon vorher getan hatte. Im Nachhinein steht man häufig ratlos vor der eigenen Person: Es hatte so viele Hinweise darauf gegeben, dass es weitere Menschen wie mich geben musste. Wenn sie auch vielleicht andere Formen von Intersexualität hatten, waren sie doch mit den gleichen Problemen konfrontiert wie ich. Warum war ich nicht schon früher darauf gekommen? Ich musste mit Scheuklappen durch die Welt gelaufen sein. Hatte ich sie mir selbst aufgesetzt? Ich wusste es nicht.

Die Hauptperson in Jeffrey Eugenides Roman lebt in Amerika, aber ihre Wurzeln liegen wie die des Autors in Griechenland. Plötzlich fragte ich mich, wie denn in anderen Ländern mit Intersexualität umgegangen wurde. Was passierte, wenn man am anderen Ende der Welt in der Pubertät vom Mädchen zum Mann wurde oder wenn man mit uneindeutigen Genitalien zur Welt kam? Es interessierte mich auch, wie man früher damit umgegangen war, bevor die Medizin so weit war, dass sie mit Medikamenten und Operationen das Geschlecht »umwandeln« konnte.

Es sollte eine lange Nacht werden. Immer wieder gab ich neue Suchbegriffe in den Computer ein, und er überflutete mich mit Informationen. Ich tauchte ein in den Strom aus Texten, Fotos, Zeichnungen, Erlebnisberichten und wissenschaftlichen Fakten. Warum hatte ich das nicht schon früher getan? Hatte ich Angst davor gehabt? Angst, das instabile Fundament, auf dem das Leben von Thomas Völling aufgebaut war, mit dieser Flut zu unterspülen? Jetzt versuchte ich, all das nachzuholen, was ich mir bisher vorenthalten hatte. Ich las die Zeilen aus Ovids *Metamorphosen*, die von der Entstehung des ersten Hermaphroditen berichten: Die Nymphe Salmakis beobachtet Hermaphroditos, den Sohn von Hermes und Aphrodite, wie er sich entkleidet, um in einem See zu baden. Sie verliebt sich in ihn und versucht, ihn zu verführen. Aber der scheue Jüngling reagiert nicht auf ihre Avancen. Als er in das Wasser gestiegen ist, wirft sie sich ihm an den Hals und wünscht sich von den Göttern, dass nichts sie mehr trennen solle. Die Götter erfüllen ihr diesen Wunsch, und beide verschmelzen zu *einem* Wesen, halb Mann, halb Frau.

Ich sah den marmornen Torso eines schlafenden Hermaphroditen aus dem 2. Jahrhundert v. Chr., ausgestellt im Louvre in Paris. Welche Anmut und gelassene Schönheit ging von diesem Körper aus! Ich war berührt, so ein wunderschöner Körper: Halb auf dem Bauch liegend sah man den Ansatz der Brüste, tiefer das männliche Geschlecht; das im Schlaf entspannte Gesicht hatte eher weibliche Züge, die Hüften schwangen eine feminine Kurve. Ein Kind der Götter, keine Frage. Es war das älteste Abbild eines Zweigeschlechtlichen und mit Abstand das schönste.

Andere Bilder und Texte sprachen hingegen von Ausgrenzung und Dämonisierung. Das Mittelalter sah in Intersexuellen wohl oft das Teuflische: Als deutliches Erkennungsmerkmal von Hexen galt die Fähigkeit, mit beiden Geschlechtern verkehren zu können. Wer hier ein uneindeutiges Genital besaß, vielleicht sogar beides, Penis und Scheide, der hatte schlechte Karten. In der Zeit der Hexenverfolgung brauchte es weitaus weniger »Beweise«, um auf dem Scheiterhaufen zu landen. Der gesellschaftliche Stand war gewiss auch aufgrund der Sterilität vieler Intersexueller schwierig. Vor allem für die »Frauen« unter ihnen. Ich las die faszinierende These, dass das Kloster hier einen Ausweg bot. Unfruchtbarkeit und ein uneindeutiges Geschlecht konnten hier verheimlicht werden. Ein seltsames Spiel der Extreme: Hexe oder Nonne? Zauberer oder Mönch?

Ich fand »medizinische« Fotos, die zweigeschlechtliche Genitalien im Großformat zeigten. So war auch mein eigenes abgelichtet worden. Mir drehte sich der Magen um. Ich dachte an die Menschen, die dort fotografiert worden waren, und es tat mir in der Seele weh. Der Unterschied dieser hässlichen Bilder zum würdevollen schlafenden Hermaphroditen aus dem Louvre hätte größer nicht sein können.

Ich sah eine Schwarz-Weiß-Aufnahme vom Beginn des 20. Jahrhunderts: Eine blasse »Frau« mit dunklem Haar, gewellt im Stil der Zwanzigerjahre, war darauf nackt zu sehen. Sie trug lediglich ein Schultertuch. Ich sah ihr zartes Gesicht, ihre Brüste und in ihrem Schoß, umrahmt von Schamhaar, den voll entwickelten Penis. Eine verstörende, burleske Erotikaufnahme, die eindeutig in Richtung »Kuriositätenkabinett« ging. Dennoch war auch diese »Frau« einnehmend schön.

Kurz darauf sah ich alte schwarz-weiße Polizeifotos: Menschen in Frauenkleidung und mit geschlechtlich ambivalenten Gesichtszügen hielten sich eine Karte mit einer Nummer vor die Brust. Ob es Intersexuelle oder Transsexuelle waren, konnte ich nicht herausfinden. Auf jeden Fall wurden sie als kriminell eingestuft, abartige Schwindler, die vorgaben, etwas zu sein, was sie in Wirklichkeit nicht waren.

Dann stieß ich auf Pornobilder mit Menschen, die beiderlei Geschlechtsmerkmale besaßen, aber ob sie ursprünglich intersexuell oder zur Zweigeschlechtlichkeit hin operiert waren, blieb bei diesen grotesk verrenkten Körpern offen. Die Brüste zumindest erschienen mir in den seltensten Fällen echt.

110

Es waren so viele Bilder und Informationen, es war verstörend. Was war an diesen intersexuellen Menschen, dass die Perspektive auf sie niemals einfach nur »normal« war? Erotisch, verehrend, pornografisch, medizinisch, strafrechtlich, irgendwie immer voyeuristisch – alles, nur nicht normal. Diese Körper regten offenbar auf. Aber warum? Vielleicht weil sie den »gottgegebenen« Dualismus von Mann und Frau auflösten – einen Zwitter hatte es im Paradies nicht gegeben.

Unterschwellig witterte die Gesellschaft vielleicht eine subversive Gefahr durch die Auflösung der Geschlechtergrenzen und konnte ihr nur mit extremen Reaktionen begegnen, die sich irgendwo zwischen Begierde und Verachtung ansiedelten.

Ich las auch eine Fülle von ethnologischen Berichten. Die Tatsache, dass es mehr gab als Mann und Frau, war weder neu noch regional begrenzt. Überall und zu allen Zeiten musste die Gesellschaft Wege finden, mit Menschen, die »dazwischen« waren, umzugehen.

Dass man sie zu einem bestimmten Geschlecht hin operierte, wie es in vielen entwickelten Ländern heutzutage der Fall war, konnte nicht die Regel sein, denn noch vor fünfzig Jahren waren solche Operationen nicht möglich, und vielerorts waren sie es auch heute nicht. Was also hatte man sich überlegt, um mit diesen Menschen umzugehen?

Meine Augen waren trocken vom langen Starren auf den Bildschirm, aber ich konnte einfach nicht aufhören, immer neue Informationen aus dem Netz zu fischen. Ich las von den unterschiedlichsten Kulturen, die akzeptiert hatten, dass es mehr als zwei Geschlechter gab: In der Dominikanischen Republik gab es die »Guevedoce«, eine eigene Geschlechterkategorie, die sich etwa mit »Phallus im Alter von zwölf Jahren« übersetzen ließ; mit unseren Worten XY-Frauen, die in der Pubertät vermännlichen. An-

111

scheinend konnten die Frauen der Gemeinschaft die Besonderheit der Mädchen schon bei der Geburt erkennen. Die Mädchen
wurden dann zunächst wie Mädchen erzogen, aber die zu erwar-
tende Veränderung wurde offen besprochen. Wenn diese eintrat,
dann lebten die »Mädchen« nachher in einer männlich geprägten
Rolle weiter.

In Papua-Neuguinea besteht eine ähnliche Situation im Volk
der Sambia. Ich las von einem »weiblichen Ding, das zu einem
männlichen wird«, wie die Bezeichnung der dritten Geschlechtskategorie, »kwolu-aatmwol«, übersetzt lautet. Bei den Sambia
wird die Veränderung als etwas Mysteriöses und Bedauernswertes
angesehen, wenngleich den Menschen dieses Geschlechts besondere spirituelle Gaben zugesprochen werden. Diskriminierung
erfahren sie keine.

Die Verbindung von Zweigeschlechtlichkeit und spirituellen
Aufgaben innerhalb der Gemeinschaft begegnete mir immer wieder. Viele Schöpfungsmythen stellen Zweigeschlechtliche als die
ersten Menschen dar. In anderen religiösen Überlieferungen haben die Götter zwei Geschlechter, und dass ein intersexueller
Mensch hier eine besondere Mittlerrolle einnehmen kann, erschien mir logisch. Ich las Texte, die nahelegten, dass viele Scha-
manen Zentralasiens Intersexuelle waren und dass es in fast allen
Stämmen nordamerikanischer Ureinwohner Menschen gegeben
hatte, die in einer besonderen Rolle zwischen Mann und Frau
lebten. Darunter gab es Intersexuelle, Homosexuelle, Transsexuelle: alle, die sich nicht auf die Rolle als Mann oder Frau festlegen
wollten oder konnten, sogenannte »Two-Spirit People«. Oft hatten diese Menschen besondere Mittlerrollen zwischen Liebespaa-
ren und Eheleuten. Mir erschien das völlig einleuchtend, denn
wer hätte beide Seiten besser begreifen können, wenn es dicke
Luft gab.

Ich fand auch Fotos dazu im Netz, die um die Jahrhundertwende aufgenommen worden waren. Es waren Bilder, die schwer sagen ließen, ob es sich bei den weiblich gekleideten Menschen um Männer oder Frauen handelte. Ich stieß auf eine Reihe amerikanischer Homepages der »Two-Spirit People«. Amerikanische Ureinwohner bekannten sich hier zu ihrem geschlechtlichen Anderssein und wollten mit einem direkten Bezug auf die Tradition ihrer Vorfahren auch an deren Offenheit anknüpfen. Hier schienen verschiedene Menschen – Homosexuelle, Transsexuelle und Intersexuelle – gemeinsam ein Anliegen zu haben. Mir war diese fehlende Trennschärfe fremd. Es erschien mir unheimlich wichtig, klarzumachen, dass ich intersexuell und eben nicht transsexuell oder homosexuell bin. Aber vielleicht war diese Ansicht kleinkariert – die Fortsetzung des Schwarz-Weiß-Denkens, wie die Einteilung in Mann und Frau. Ich hätte besser wissen sollen, dass es jede Menge Graustufen dazwischen gibt, aber irgendwie bleibt man doch immer ein Kind seiner eigenen Kultur.

Ich las von den »Hijras« in Indien, die eine eigene Kaste bilden, die sich von dem Geschlechter-Dualismus ausnimmt. Auch unter ihnen gibt es Intersexuelle. Ich erfuhr auch von einem dritten Geschlecht im Westen des Balkangebiets. Hier werden Mädchen von vornherein als Männer aufgezogen, wenn der männliche Nachkomme ausbleibt, der die Familie in die nächste Generation führen sollte. Selbst erwachsene Frauen können noch in diesen Status wechseln, wenn der Familie das männliche Familienoberhaupt fehlt. Allein das strikte Denken in patriarchalen Strukturen hat hier dazu geführt, dass eine dritte Geschlechtskategorie eingeführt wurde. Dass eine »normale« Frau die Pflichten und Rechte eines Mannes innehaben könnte, scheint dort offenbar undenkbar. Oder hat man diese Regelung vielleicht geschaffen, um XY-Frauen einen gesellschaftlichen Platz einzuräumen? Bei all diesen

Beispielen faszinierte mich, dass tatsächlich mehr als zwei Geschlechter in der Gemeinschaft existieren.

Aber wie die alltägliche Realität dieser Menschen im »dritten« Geschlecht aussieht, darüber erfuhr ich wenig. Waren sie tatsächlich gleichberechtigt, oder waren sie einer Diskriminierung ausgesetzt? Mir wurde bewusst, dass unsere Auffassung, es gäbe Mann und Frau und sonst nichts, nicht die einzig mögliche Sichtweise war. Mir wurde klar, wie engstirnig dieses Denken war und wie der vermeintliche wissenschaftliche Fortschritt zu einer geistigen Armut geführt hatte.

Draußen dämmerte es schon, und im Krankenhausgebäude gegenüber gingen der Reihe nach die Lichter an. Ich rieb mir die geschwollenen Augen. Meine Kollegin Gaby hatte Frühdienst und machte ihre erste Runde. Ich müsste mich auch gleich fertig machen und hinübergehen. Ich war müde – und aufgeregt. Es gab viele, viele, viele wie mich. Es hatte sie immer gegeben, und es würde sie immer geben. Ich war alles andere als allein. Ich musste welche von ihnen kennenlernen.

Meine Schicht zog sich zäh dahin. Mechanisch verrichtete ich meine Arbeit, aber mein Kopf lief auf Hochtouren. Noch am Nachmittag griff ich zum Telefon und rief bei den XY-Frauen an. Einen Versuch war es wert. Ich musste fragen, ob ich zu ihrem Treffen kommen durfte.

Eine Frauenstimme erklang am anderen Ende der Leitung, und ich begann zögerlich: »Ja, hallo, hier ist Thomas Völling. Ich würde gern etwas über Ihr Treffen im Spessart erfahren.« Ich betete, dass meine tiefe Stimme und mein ungeliebter Name mir keinen Strich durch die Rechnung machen würden. Ich schilderte meine Situation.

»Da würde ich mich gern erst erkundigen, wie die Gruppenteilnehmer dazu stehen«, sagte mir die Frau am anderen Ende.

Damit hätte ich rechnen können: Schon wieder passte ich nirgendwohin. Nicht einmal zu denen, die bestimmt selbst oft genug nicht wussten, ob sie Mann oder Frau sind. Ich war enttäuscht. Umso mehr freute ich mich über den Anruf einige Tage später. Die gleiche Frau sagte mir, dass niemand etwas dagegen hätte. Ich durfte also kommen! Kontakt – was für ein bezauberndes Wort!

Aufgeregt hatte ich die Tage bis zum Treffen gezählt, und nun saß ich im Zug, der sich langsam, abseits der großen Hauptlinien, durch den Spessart schlängelte. Wie würden die XY-Frauen darauf reagieren, dass ich behauptete, eine Frau zu sein. Ich sah aus wie ein kleiner Mann mit Stirnglatze!

Ein Taxi brachte mich zum Gemeindezentrum, wo das Treffen stattfinden sollte. Die Rezeption war nicht besetzt, aber die XY-Frauen hatten einen kleinen Tisch etwas abseits aufgebaut. Das Logo ihrer Selbsthilfegruppe klebte auf einem Blatt Papier an der Vorderseite. Hinter dem Tisch saß eine junge Frau, die mich ansah. Ich durchquerte den Raum und steuerte auf sie zu.

»Hallo«, sagte sie schon aus einiger Entfernung zu mir. »Du musst Thomas sein.« Es hatte sich also herumgesprochen, dass ein »Mann« am Treffen teilnehmen würde. Ich nickte.

»Schön, dass du da bist. Die anderen sind auch schon alle angekommen. Sie sind drüben im Versammlungsraum, du kannst gleich hingehen.« Ich nickte wieder und trug mich in die Liste ein, die sie mir hinhielt. Sie gab mir meinen Zimmerschlüssel und beschrieb mir den Weg zum Begrüßungstreffen.

Mir war mulmig zumute. Ich kannte niemanden. Ich holte Luft und drückte die Tür am Ende des Flures auf. Es standen schon eine ganze Menge Leute beieinander, vielleicht fünfzig insgesamt. Einige drehten sich zu mir um, als ich eintrat. Alle schauten mich freundlich an. Niemand sah irritiert aus, alle wussten Bescheid.

Auf ein paar zusammengestellten Tischen standen Gläser und Getränke. Ich ging hinüber und stellte meinen Koffer an die Wand.

»Möchtest du einen Begrüßungsdrink?« Eine Frau hielt mir ein Tablett unter die Nase.

»Ja, gern, danke.« Ich nahm mir eines der Gläser mit O-Saft und Sekt und war froh, dass ich nun etwas zum Festhalten in den Händen hatte. Sie nickte freundlich und machte weiter ihre Runde.

Da stand ich nun und wusste nicht recht, wohin mit mir. Ich bin nicht gerade der Typ, der lockeren Small Talk machen kann, eigentlich fällt mir normales Sprechen schon schwer. Wer immer allein ist, verlernt das Sprechen.

Die meisten hier kannten einander. Es wurden Hände geschüttelt, Umarmungen ausgetauscht. Immer wieder lachten die Leute zusammen in den kleinen Grüppchen.

Es waren ganz unterschiedliche Menschen beisammen. Ein nichts ahnender Außenstehender hätte sich gewiss gefragt, was diese gut aussehenden, hochgewachsenen Frauen und die jungen Elternpaare mit den Kleinkindern an diesem Nachmittag im April 2006 zusammengebracht hatte.

Ich ließ meinen Blick über die verschiedenen Gesichter streifen und fragte mich, was diese Menschen in ihrem Leben wohl schon erlebt hatten. Jetzt, wo sie hier beisammenstanden, sahen sie unverletzlich und stark aus, aber dieser Raum war auch außergewöhnlich: Hier war der Dualismus von Mann und Frau durchlässig, angefressen, aufgelöst. Das sah jenseits der Zimmertür anders aus, und jeder von ihnen hatte das gewiss schon schmerzlich erfahren müssen. Ob ihre Erfahrungen den meinen ähnelten? Ich wollte gern mit allen sprechen, wusste aber nicht, wie ich das anstellen sollte: »Gestatten? Thomas Völling. In Wirklichkeit eine Frau, Adrenogenitales Syndrom, und Sie?« Das ging wohl kaum.

Es waren noch ein paar andere im Raum, die allein standen wie ich, vermutlich auch Neulinge. Eine junge Frau war darunter. Sie blickte mich offen an und hob leicht ihr Glas in meine Richtung. Ich erwiderte die Geste und lächelte zaghaft zurück. Dann trank ich meinen Sekt in einem Zug aus und flüchtete auf mein Zimmer.

Erst einmal Luft holen, so viele Menschen war ich nicht gewohnt. Normalerweise mied ich jede Art von Menschenansammlung. Aber hier war ich extra hingefahren, um Menschen zu treffen. Was das wirklich bedeutete, wurde mir erst jetzt klar, als ich ausgestreckt auf der Matratze meines Betts lag. Wie ungeübt ich in sozialen Dingen war, wie eingerostet meine Worte und Umgangsformen!

Ich duschte heiß und versuchte, eine Stunde bis zum Abendessen zu schlafen, aber es gelang mir nicht. Noch genauso aufgeregt und überpünktlich stieg ich die Treppe hinab und ging zum Abendessen. Ich war weiterhin sehr zurückhaltend und nahm meine Mahlzeit am Sechsertisch mehr oder weniger schweigend ein, aber meine Sinne arbeiteten auf Hochtouren. Ich betrachtete die Frauen ganz genau, versuchte keines ihrer Worte zu verpassen.

Wirklich spannend wurde es erst jetzt, nach dem Essen. In einem Aufenthaltsraum war ein »Umtrunk« angesetzt, und nach und nach gingen alle dorthin. Schnell fand sich ein harter Kern zusammen, der das mit dem Umtrunk ernst nahm und sich schnell in heiterer Stimmung befand. Ich sah die junge Frau, die mir am Nachmittag zugeprostet hatte, abseits des Trubels am Tisch sitzen und ging zu ihr. »Darf ich mich zu dir setzen? Da drüben ist mir ein bisschen zu viel los.«

»Ja, gern. Mir ist das gerade auch zu viel, ich bin zum ersten Mal hier.«

»Ich auch.«

»Ich weiß, du bist Thomas. Ich heiße Ina.«

»Scheinen alle hier zu wissen, dass ich Thomas bin.«

»Na ja, du bist eben der einzige ... Mann, oder wie soll ich das sagen?«

»Weiß ich auch nicht. Ist schwer zu sagen«, antwortete ich ihr und zog mir einen Stuhl heran.

»Ja, das ist bei allen hier irgendwie schwer zu sagen ...«, sie lachte. Ich lachte mit, und wir holten uns etwas zu trinken.

An diesem Abend waren noch mehr Neulinge dabei. Und wie auf ein unsichtbares Zeichen hin kamen sie alle nach und nach zu unserem Tisch. Wir beschlossen, uns einen ruhigeren Raum zu suchen. Wir nahmen unsere Gläser mit und zogen nach nebenan, dort setzten wir uns in einem Kreis zusammen. Wir erzählten unsere Geschichten der Reihe nach: »Es kam einfach nichts«, setzte Ina an. »Alle meine Freundinnen kriegten Brüste, Schamhaare, bei mir geschah nichts! Ich habe mich so geschämt und meine ganze Pubertät damit zugebracht, meinen Körper zu verstecken. Als ich mit 16 immer noch nicht meine Tage hatte, ist meine Mutter mit mir zum Frauenarzt gegangen.«

Der hatte nur kurz geguckt und dann sofort einen Brief geschrieben, mit dem sie sich in der Uniklinik in Hamburg vorstellen sollte. Da hatte man sie untersucht und später dann sie und ihre Eltern in getrennten Gesprächen »aufgeklärt«. Was man ihren Eltern sagte, weiß sie bis heute nicht. Aber ihr erzählte man, sie habe verkümmerte Eierstöcke, die schnell zu Krebs entarten könnten und deshalb herausgenommen werden müssten. Auch ihre Scheide sei zu klein, und man müsse sie operieren. Kinder würde sie nicht bekommen können, aber sie sei natürlich »trotzdem« eine richtige Frau.

»So, wie er das gesagt hat, fand ich das komisch«, erzählte Ina und strich ihr raspelkurzes Haar zurück. »Natürlich war ich eine Frau. Was denn sonst?« Aber von da an zog sie sich immer weiter zurück und verfeinerte ihr Versteckspiel: »Ich steckte mir Tampons in die Tasche, damit ich einen hatte, wenn ein Mädchen mich danach fragen sollte. Dann würden alle denken, aha, die hat ihre Tage auch schon. So was Albernes!« Sie schüttelte ihren Kopf. Dass ihre verkümmerten Eierstöcke in Wirklichkeit Hoden waren, erfuhr sie erst Jahre später von einer anderen Ärztin. Dass ihre Scheide keineswegs zu klein war, merkte sie, als sie zum ersten Mal mit ihrem Freund schlief.

»Ich bin so froh, dass ich diese ganzen Operationen damals nicht gleich habe machen lassen. Meine Eltern haben mich zwar im Unklaren darüber gelassen, was in Wirklichkeit mit mir los war, aber sie haben mich ermutigt, erst mal nicht zu operieren.« Ina erklärte uns, dass es tatsächlich ein gesteigertes Krebsrisiko bei den innenliegenden Hoden oder Hodenansätzen gebe, die man Ina als verkümmerte Eierstöcke verkauft hatte. Allerdings gehe die medizinische Meinung immer mehr davon ab, die Keimdrüsen von vornherein herauszunehmen, denn die Folgen für die Betroffenen seien schwerwiegend, und man müsse sein Leben lang Hormone zuführen.

Ein junges Ehepaar hatte sich zu uns in den Kreis gesetzt. Sie hatten Inas Geschichte mit großer Anteilnahme verfolgt. Karin und Joseph hatten eine fünfjährige »Tochter« mit Swyer-Syndrom, oder auch Gonadendysgenesie. Auf ihrem Y-Chromosom arbeitet das SRY-Gen nicht richtig, welches für die Ausbildung von Hoden zuständig ist. Die kleine Lina kam mit einer vergrößerten Klitoris zur Welt. Untersuchungen ergaben dann, dass sie einen XY-Chromosomensatz besaß: »Aber wir hatten ja schon unseren Sohn, und der sah definitiv anders aus. Ich konnte kaum glauben, dass unser Baby eher ein Junge sein sollte.«

Lina hatte eine kleine Scheide und eine Gebärmutter, aber Eierstöcke hatte sie keine, auch Hoden konnte man nicht finden, stattdessen weißliche Stränge aus Bindegewebe.

119

»Sie ist wirklich dazwischen. Wer kann denn da voraussagen, als was sie später leben möchte?«, fragte Karin bewegt in die Runde. Ärzte schlugen den Eltern eine Operation vor. Auch Linas Stränge hatten ein erhöhtes Entartungsrisiko. Außerdem wollte man eine Korrektur der Klitoris durchführen. »Ich war total geschockt«, erzählte Karin aufgewühlt. »Dieses kleine gesunde Baby sollte all diese Operationen durchstehen müssen? Wir haben uns erst mal schlaugemacht. Aber in der Zwischenzeit war ich sehr verunsichert: Sollte ich ihr nun die rosa Wäsche anziehen, die uns von Freunden zur Geburt geschickt wurde? Das wäre doch bestimmt peinlich, wenn sie später ein Mann sein wollte; dann hätte sie diese Mädchen-Babyfotos.« Über das Internet trugen sie Informationen zusammen und wendeten sich an die Selbsthilfegruppe. Sie telefonierten mit anderen Eltern von betroffenen Kindern und entschlossen sich zu einem mutigen Weg: Lina sollte so bleiben, wie sie war.

»Wir sind ganz offen damit umgegangen. Haben es den Freunden und Bekannten erzählt und versucht, es auch Lina zu erklären. Die meisten reagierten gut darauf. Aber es ist jedes Mal eine Überwindung, davon anzufangen«, berichtete Joseph. Doch die Angst vor dem Krebs war weiterhin präsent. Im schlimmsten Fall könnte das Rückenmark befallen werden. Und das könnte Linas Todesurteil sein.

Karin begann zu weinen, und mir wurde klar, mit welchen Ängsten diese Eltern zu kämpfen hatten.

»Vor drei Jahren haben wir eine Computertomografie machen lassen, und ihr Gewebe sah nicht gut aus. Da haben wir die Operation gemacht.« Lina wurden die Stränge entfernt, sie muss Hormone nehmen, aber das Krebsrisiko bestehe nicht mehr. Die Ärzte fragten erneut nach, ob nicht eine geschlechtsangleichende Operation Richtung Weiblich gemacht werden solle. Das hatten

Karin und Joseph abgelehnt. »Wir erziehen sie als Mädchen, irgendwas muss man ja machen. Sie kann sich später selbst entscheiden, als was sie leben möchte. Vielleicht will sie ja auch einfach so bleiben, wie sie ist.«

Ich war beeindruckt von diesen Leuten. Der einfache Weg ist das nicht. Für Lina war es gewiss besser, dass keine Lüge zwischen ihr und ihren Eltern stand, wie es bei Nicole der Fall war, die als Nächste von ihrem schwierigen Weg erzählte: Die hübsche Frau mit ihren langen braunen Haaren hatte man schon im Kindesalter operiert. Hoden raus, der zu kleine Penis ab. »Meine Eltern haben mir nie was gesagt. Bis heute tun sie so, als wüssten sie nicht, wovon ich rede.« Selbst als Nicole sie vor zwei Jahren mit ihrer Krankenhausakte konfrontierte, schüttelten sie nur die Köpfe. »Ich musste erst dreißig Jahre alt werden, um zu erfahren, warum ich als Kind ständig im Krankenhaus war.« Auf eigene Faust hatte sie ihre Akten angefordert, als ihre Eltern ihr nur vage Auskünfte gaben. »Ich habe immer gewusst, dass da was faul ist. Ich habe mich immer irgendwie falsch gefühlt. Zwischen den Stühlen. Sie haben mich alle angelogen.«

An diesem Vertrauensbruch hatte sie genauso hart zu knabbern wie an der Tatsache, dass sie ihr Leben als Frau nun nur noch als große Lüge betrachten konnte. Den Kontakt zu ihren Eltern hatte sie abgebrochen. Als sie sich ihrem Freund anvertraute, war er schneller weg, als sie gucken konnte. Jetzt musste sie sich völlig neu orientieren. »Ich weiß selbst nicht mehr, wer ich bin. Ich weiß nur: Jetzt, wo die Wahrheit ans Licht kommt, stehe ich allein da.«

»Nicht ganz allein«, sagte Ina, und wir alle versuchten Nicole Mut zuzusprechen.

Etwas später war eine Frau in meinem Alter in unseren Kreis gekommen. Sie hieß Renate und hatte einen rötlichen Lockenkopf.

Ihre Augen strahlten eine unglaubliche Wärme aus, aber es war ihr auch anzusehen, dass sie viel Trauriges erlebt hatte. Renates Eltern hatten sich sofort nach ihrer Geburt entschieden: Dieses »Etwas« mit dem seltsamen Ding zwischen den Beinen wollten sie nicht haben. Sie gaben das Kind direkt zur Adoption frei. Im Hause ihrer Adoptiveltern wurde Renate jahrelang missbraucht, später entartete ihr innen liegendes Hodengewebe. Die Diagnose: Krebs.

Wie viel Schreckliches passte in ein Menschenleben? Viel zu viel. Ich blickte nur stumm in mein Trinkglas, als sie erzählte. Hätte ich ihr in die Augen gesehen, ich hätte sofort weinen müssen. Den anderen ging es wohl ebenso. Die meisten hatten Tränen in den Augen. Erst jetzt, mit 50 Jahren, fand Renate Kontakt zu anderen Betroffenen. Zum ersten Mal berichtete sie über ihr hartes Leben. Ich konnte so gut mit ihr fühlen.

Dann erzählte Bettina. Sie schien mir die Einzige in dieser Runde, die wirklich ihren Frieden mit ihrer Geschichte gefunden hatte. Als Kind hatte man ihr Hoden und Mikropenis entfernt. Sie hatte sich immer als Frau gefühlt und nie Zweifel an ihrer geschlechtlichen Identität gehabt. »Ich bin eigentlich ganz froh, dass man das so früh geregelt hat. Ich lebe ganz normal«, erzählte sie unbefangen.

Als der Arzt ihr im Erwachsenenalter eröffnete, dass sie einen XY-Chromosomensatz hatte, riet er ihr, es ihrem Partner nicht zu sagen: »Sonst glaubt der am Ende, er wäre schwul!«, sagte der Mediziner zu ihr.

»Was für ein Schwachsinn!«, entrüstete sie sich. »Natürlich habe ich das erzählt. Mit Kinderkriegen sah es ja schlecht aus. Das musste ich doch erklären. Zwischen uns hat sich dadurch überhaupt nichts geändert.«

Viele in der Runde hatten das anders erlebt. Partnerschaften waren schwierig: Bist du überhaupt eine echte Frau? Und wenn nicht, bin ich dann überhaupt ein richtiger Mann, wenn ich dich liebe? Sexuelle Unsicherheiten, unerfüllte Kinderwünsche, Depressionen, ausgelöst durch traumatische Erlebnisse und falsch dosierte Hormone – das alles lastete schwer auf Liebe und Sexualität. Ich sagte nichts zu diesem Thema. Ich konnte dazu einfach nichts beitragen. Ich kenne Partnerschaft, Liebe und Sexualität nur vom Hörensagen. Aber meine Geschichte erzählte ich. Und obwohl ich auf eine andere Art intersexuell war, wussten sie, wovon ich sprach.

Zum ersten Mal in meinem Leben saß ich mit Menschen zusammen, die medizinisch und emotional verstanden, wovon ich redete, für die ich kein Freak war. Ich werde das nie vergessen. Es war meine Wiedergeburt. Der Abend war bewegend für uns alle, und die entdeckten Gemeinsamkeiten schweißten uns zusammen. Wir weinten zusammen aus Mitgefühl über das Gehörte, aber auch aus Freude darüber, uns endlich jemandem mitteilen zu können. Ich habe die gemeinsamen Tage dort sehr genossen, obwohl ich mich immer wieder zurückziehen musste, um alles zu verarbeiten. So viele Gefühle waren in mir, da kam der Rest meines Körpers kaum hinterher. Ich ging auf mein Zimmer und lag mit offenen Augen auf dem Bett, während mein Herz hämmerte und mein Gehirn die Gespräche verarbeitete.

Dieses Treffen im Frühjahr 2006 bedeutete mein Entkommen aus meinem inneren Kerker. Es war der Beginn meines Freiheitskampfes. Ich hatte Kontakt! Zum ersten Mal hatte ich über meine Erlebnisse, meine Demütigungen, meine Trauer sprechen können. Ich hatte meine Sprache wiedergefunden. Meine Sprache, die ich damals mit 16 vor dem Schreibtisch meines Hausarztes verloren hatte.

Diese Kontakte verliehen mir eine ungeahnte Kraft. Mit ihrer Hilfe traute ich mich nach und nach, mein innerstes Wesen zu berühren, das ich längst verloren glaubte: das Kind, das weinend auf der Treppe seines Elternhauses gesessen hatte und nicht wusste, warum es immerzu weinen musste. Heute weiß ich, dass es schon damals um sich selbst trauerte, obwohl das Leben noch vor ihm lag. Es trauerte um seine verlorene Identität.

Diese neue Kraft machte mich auch umtriebig. Man hatte mich bei dem Treffen so akzeptiert, wie ich war. Meine Behauptung, ich sei eine Frau, war dort niemandem seltsam vorgekommen. Die Geschichten, die ich dort gehört hatte, ließen mich noch stärker als zuvor an dem medizinischen Umgang mit Intersexuellen zweifeln. Jetzt war es an mir, zu handeln. Ich würde den ganzen schmerzhaften Weg gehen.

Kapitel 8

Wie beginnt man den Rest seines Lebens?

Kaum war ich zu Hause angekommen, fuhr ich schon wieder den Computer hoch, um im Internet nach weiteren Informationen zu suchen. Was haben die Leute bloß in der Zeit vor www. gemacht?

Ich suchte nach Hinweisen, wie ich es anstellen könnte, dass meine Papiere geändert würden, dass all die Operationen, die einen »richtigen Kerl« aus mir hätten machen sollen, rückgängig gemacht würden.

Nirgends fand ich eine Geschichte, die mit meiner vergleichbar war. Es gab viele Hinweise für Transsexuelle, aber für eine Frau, die wieder eine Frau werden wollte, fand ich nichts. Vermutlich war mein Leben einfach zu absurd, als dass es dazu einen Präzedenzfall hätte geben können. Stundenlang suchte ich in Foren und bei Selbsthilfegruppen nach dem entscheidenden Hinweis, aber ich fand nichts, was wirklich auf meine Situation zutraf. Wohin sollte ich mich wenden? Welche Papiere mussten ausgefüllt werden? Was für Gutachten musste ich vorlegen? Wie beginnt man den Rest eines neuen Lebens?

Ich nahm meine Brille ab und rieb mir die Augen, die vom langen Starren auf den Bildschirm brannten. Schluss für heute, auch wenn ich nicht erfolgreich gewesen war. Das Hochgefühl, mit dem ich mich gleich nach meiner Rückkehr vor den Rechner geklemmt hatte, bekam schon eine erste Trübung.

Ich setzte meine Brille wieder auf und klickte doch noch ein bisschen hin und her, da öffnete sich die Seite der DGTI, der Deutschen Gesellschaft für Transidentität und Intersexualität. Vielleicht hatte ich diese Seite vorher übersehen oder aufgrund der unauffälligen Aufmachung nicht richtig wahrgenommen, aber die mussten doch etwas wissen! Transidentität und Intersexualität – da gehörte ich doch hin.

Es war eine Kontaktadresse mit Telefonnummer angegeben. Morgen früh würde ich als Erstes dort anrufen. Gegen meine Gewohnheit schlief ich in dieser Nacht wie ein Stein.

Die Wohnung von Frau A. lag am äußeren Stadtrand von Köln. Die Siedlung ging nahtlos ins Industriegebiet über. Ich hatte sogar meinen alten Polo bemüht, um hierherzukommen. Widerwillig hatte er auf dem Parkplatz zu Hause geblubbert und war nicht angesprungen. Ich fuhr so gut wie nie mit ihm, dabei hatte ich ihn schon mehr als 15 Jahre. Mit ein bisschen gutem Zureden ließ er sich dann doch erweichen und sprang an. Mit dem Bus wäre ich Stunden unterwegs gewesen.

Viele Autos waren mit mir von der Autobahn abgefahren – die wollten alle zu Ikea, ich zur Deutschen Gesellschaft für Transidentität und Intersexualität. So unterschiedlich kann ein Samstagnachmittag aussehen.

Nach einem kurzen Gespräch am Telefon hatte Frau A. mich zu sich nach Hause eingeladen. Ihre Wohnung war gleichzeitig die DGTI-Geschäftsstelle Nordrhein-Westfalen. Ich stand vor dem kleinen Häuschen und wollte gerade klingeln, da öffnete sie mir auch schon die Tür: eine große Frau mit langem grauen Pferdeschwanz und einer Zigarette in der Hand.

Es war offensichtlich, dass Frau A. ihr Leben nicht als Frau begonnen hatte, aber so selbstverständlich, wie sie vor mir in ihrer langen Hemdbluse in der Tür stand, gab es keinen Zweifel, dass sie nun eine war.

»Komm rein!«, sagte sie und bugsierte mich durch den engen Flur eine steile Treppe hinauf in ihr rauchverhangenes Reich. Der ganze Raum war vollgestellt mit Akten, Büchern und Magazinen. Was in den Bücherregalen keinen Platz fand, lag auf dem Tisch, der Fensterbank, dem Computer. Frau A. setzte sich auf ihr niedriges Sofa und drehte sich eine neue Zigarette. »Stört dich nicht, oder?«, fragte sie. Ich schüttelte den Kopf und setzte mich in einen Sessel. Sie zündete sich die Zigarette an, lehnte sich zurück und sah mir in die Augen: »Na, dann schieß mal los.«

Ich erzählte ihr die ganze Geschichte: dass ich immer schon Zweifel an meinem männlichen Geschlecht gehabt hätte, dass ich AGS hatte und mit uneindeutigem Geschlecht zur Welt gekommen war; dass man mich fälschlicherweise für einen Jungen gehalten hatte, ich aber mit meinen Arztbriefen belegen konnte, dass ich Anteile weiblicher Geschlechtsorgane besessen hatte, und dass ich jetzt nicht mehr länger als Mann leben wollte.

Sie hörte mir aufmerksam zu. Als ich geendet hatte, beugte sie sich zum Aschenbecher, drückte bestimmt ihre Zigarette aus und erhob sich. Sie schlängelte sich ihren Weg durch die Aktenberge von der Couch zum Computer und schaltete ihn an: »Ja, dann wollen wir mal. Das ganze Programm also: Antrag auf Berichtigung des Personenstandes nach § 27 PSTG beim Standesamt deines Geburtsorts, also in K., damit du Papiere bekommst und offiziell nicht mehr als Mann geführt wirst. Weiterhin Antrag bei deiner Krankenkasse auf Maßnahmen zur Wiederherstellung deines ursprünglichen Geschlechts, also Weiblich.« Sie begann schon zu tippen.

Ich saß mit offenem Mund da und sah ihr zu, wie sie begann, meinem Leben als Thomas Völling ein Ende zu bereiten. Das ging ja ziemlich schnell.

Nach ein paar Minuten las sie vor: »Sehr geehrte Damen und Herren, anlässlich einer Fragebogenaktion der Uni Essen ›Netzwerk IS‹, an der ich im Dezember 2005 teilnahm, wurde mir bewusst, dass ich bei meiner Geburt am 17. April 1959 in K. geschlechtsmehrdeutig zur Welt kam und damals, trotz weiblichen Chromosomensatzes XX und vorhandener Gebärmutter und Eierstöcke, männlich zugewiesen wurde. Ohne dass ich jemals ausführlich aufgeklärt wurde, sind im Laufe der Jahre immer weiter fortschreitende Behandlungen und Eingriffe an mir vorgenommen worden, um jegliche Verweiblichung zu unterbinden ...«

Mir schwirrte der Kopf, aber sie fuhr ungerührt fort: »... Hiermit beantrage ich, dass in Anlehnung an § 27 PSTG ›Nachträgliche Ermittlung des Personenstandes‹ mein Geburtseintrag wie folgt berichtigt wird. Wie willst du heißen?«

»Was?«

»Wie du heißen willst.«

»Muss ich das jetzt sofort sagen? Ich meine, das geht jetzt gerade alles so schnell.«

Sie löste ihren Blick vom Computerbildschirm, sah mich scharf über den Rand ihrer Brille hinweg an und stellte die Frage ein drittes Mal: »Wie willst du heißen?«

»Ich weiß es nicht«, antwortete ich perplex.

Sie drehte sich auf ihrem Bürostuhl in meine Richtung, legte die Beine übereinander und die großen Hände in ihren Schoß. »Ich sag dir jetzt mal eines«, begann sie, »was du hier vorhast, ist kein Spaziergang! Das wird hart. Deine Chancen stehen nicht mal schlecht. Besser als bei jemandem, der eine Frau werden möchte, ohne vorher eine gewesen zu sein. Aber die werden dich dennoch fertigmachen wollen. Wenn du nicht mal weißt, wie du heißen willst, dann können wir an dieser Stelle Schluss machen. Dann kannst du jetzt nach Hause fahren, und wir vergessen das Ganze.«

»Christiane«, stieß ich aus dem Nichts hervor.

Sie schwang sich auf ihrem Bürostuhl in einem Halbkreis zurück vor den Bildschirm und tippte schon wieder: »Schön, Vorname: Christiane. Geschlecht: weiblich!«

Frau A. sollte recht behalten. Es wurde kein Spaziergang. Ich schmiss mich in diesen endlosen Krieg aus Anträgen, Bescheinigungen, Nachweisen, Attesten und psychologischen Gutachten.

Es passierte, was zu erwarten war: Überall nahm man an, ich sei transsexuell. Das Standesamt in K., der Gutachter der Krankenkasse, sie alle versuchten trotz eindeutiger medizinischer Unterlagen, mich in ein Transsexuellenverfahren zu stecken: »Dafür sind wir hier aber nicht zuständig«, hörte ich immer wieder.

Ich drehte mich im Kreis und kam mir vor wie Josef K. in Franz Kafkas *Process*: Die Krankenkasse wollte die Bescheinigung über die Namensänderung. Das für die Namensänderung zuständige Standesamt wollte wiederum erst eine Bescheinigung der Krankenkasse. Es nahm kein Ende, und ich erklärte an die hundertfünfzig Mal: Ich bin nicht transsexuell, ich bin eine Frau, man hat sich bei mir vertan, alles, was ich möchte, ist, diesen Fehler zu beseitigen – soweit das noch möglich war.

Man setzte den Transsexuellengutachter Herrn Dr. A. vom Medizinischen Dienst der Krankenkassen auf mich an – ja, diesen Beruf gibt es tatsächlich. Nachdem der vorherige medizinische Gutachter meiner Krankenkasse sich wohl mit der Sachlage überfordert fühlte, war nun Herr Dr. A. für mich zuständig. Er rief mich unvermittelt eines Nachmittags an und begann, mir Fragen

zu stellen: Wie lange ich mich schon als Frau fühlen würde, ob
ich belegen könne, wie mein Alltag aussehe. Zunächst antwortete
ich ganz freundlich, ich war ja froh, wenn nun Bewegung in die
Sache kam. Aber nach und nach wurde mir klar, dass da offenbar
wieder jemand keine Zeile von dem gelesen oder verstanden
hatte, beziehungsweise nicht verstehen wollte, was in meinen
Unterlagen stand.

Auch Herr Dr. A. versuchte, auf mich das Transsexuellenverfahren anzuwenden. Ich hatte nichts gegen Transsexuelle, denn
ich konnte ihre Qualen, ein Leben in einer Rolle zu führen, die
nicht passt, gut nachvollziehen. Aber: Ich war und bin nicht transsexuell. Nach den vielen Jahren, in denen Mediziner mich nachlässig und falsch behandelt hatten, erwartete ich jetzt Korrektheit
von ihnen. Deshalb sagte ich Herrn Dr. A. das Gleiche, was ich
schon so viele Male zum Besten gegeben hatte: »Ich denke nicht,
ich wäre eine Frau, ich *bin* eine Frau!«

Das hatte Herr Dr. A. anscheinend nicht zum ersten Mal gehört, denn er reagierte genervt: »Ja, natürlich. Dann bräuchte ich
also als Nächstes ein psychologisches Gutachten.«

»Wozu wollen Sie das haben? Meine Arztbriefe liegen Ihnen
doch vor. Sie können daraus genau ersehen, was mit mir geschehen ist. Es ist völlig eindeutig, dass man aus mir erst einen Mann
gemacht hat.«

»Ich möchte aber ein psychologisches Gutachten von Ihnen
haben.«

»Das verstehe ich nicht.«

Jetzt wurde er unverschämt fordernd: »Ohne das Gutachten
kann ich Ihnen nicht weiterhelfen. Außerdem möchte ich die original Chromosomenanalyse aus dem Jahr 1976, aus der hervor-
geht, dass Sie tatsächlich einen weiblichen XX-Chromosomensatz
haben. Das Original! Weiterhin den OP-Bericht aus der Klinik

Köln-Merheim aus dem Jahr 1977 zum Nachweis, dass Sie weibliche Geschlechtsorgane hatten.«

Das konnte nur reine Schikane sein. »Das ist doch dreißig Jahre her!«, schrie ich ins Telefon. »Glauben Sie im Ernst, dass da noch was zu finden ist?«

»Ja, da müssen Sie mal sehen, wie Sie die Befunde auftreiben. Ohne Befunde keine Beurteilung!«

Ich schmiss das Telefon in die Ecke. Ich konnte nicht mehr. Wo sollte ich das ganze Zeug herbekommen?

Herr Dr. A. schrieb mithilfe dieses dreisten Telefonats eine Beurteilung über mich für die Krankenkasse, worin er »zunächst einmal« die standesamtliche Urkunde über die Korrektur des Personenstandes, den Entlassungsbericht aus der Urologie Ludwigshafen 1978, den poliklinischen Bericht des Instituts für Sexualforschung und einer weiteren Urologie von 2006 sowie einen aktuellen endokrinologischen, also hormonellen, Bericht forderte. Weiter hieß es in seinem Gutachten, dass ich rein formal das Recht auf eine nachträgliche Berichtigung der standesamtlichen Geschlechtszuweisung hätte, dennoch bliebe der späte »Umstieg« aus meiner männlichen Geschlechterrolle »nicht unproblematisch«. Eventuell kämen hier die Bestimmungen des Transsexuellenverfahrens zur Anwendung – das war allerdings rechtlich unzulässig und medizinisch völlig falsch, und ich beschloss, mich auf keinen Fall dieser Prozedur zu unterziehen.

Dann schrieb er, dass es ihm seltsam vorkäme, »wie wenig Zweifel« ich an der mir zugewiesenen Rolle als Mann über all die Jahre kundgetan hätte. Wenig Zweifel? Was wusste dieser Mensch von meinem Leben, dachte ich wütend. Wäre ich in den vergangenen Jahren zwischendurch immer wieder publikumstauglich und mit anschließend angefertigtem, aussagekräftigem Polizeibericht in Damenwäsche durch den Park gerannt, dann wären die

Zweifel an meiner Geschlechterrolle vielleicht besser dokumentiert gewesen. Nun, das hatte ich versäumt. Ich habe jeden Tag gezweifelt, und das, obwohl mir Dr. A.s Kollegen im weißen Kittel jahrelang erzählt hatten, ich sei ein echter Kerl. Aber jetzt saß er am längeren Hebel, und ich sah mich genötigt, zu beschaffen, was er wollte.

Mir grauste davor. Besonders die Akten aus Köln-Merheim und Ludwigshafen bereiteten mir Kummer. Allein die Vorstellung, dort anrufen zu müssen, vielleicht dorthin zu fahren, dieselben Flure entlangzugehen, bereitete mit Übelkeit. Aber wenn ich ein Leben als Frau beginnen wollte, dann musste ich diesem Transsexuellengutachter die Unterlagen bringen, die er von mir eingefordert hatte.

Im Nachhinein betrachtet war es gut so. Was ich finden würde, sollte mein Leben verändern. Aber das wusste ich noch nicht, als ich mich in die Detektivarbeit stürzte, um an meine alten Akten zu gelangen.

Kapitel 9

Die ganze Wahrheit

Ich schrieb eine E-Mail an das Krankenhaus in Köln-Merheim mit der Bitte um Einsicht in meine Patientenakte. Nichts geschah. Ich schrieb erneut, danach an jemand anderes. Nach einigen Tagen kam schließlich die erste Antwort: Die Akte sei in der Medizinischen Klinik, ich solle mich diesbezüglich mit dem Sekretariat in Verbindung setzen. Mir schwirrte der Kopf. Meine Unterlagen waren da, noch nicht vernichtet nach all den Jahren? Es lagen immerhin drei Jahrzehnte dazwischen. Mein früheres Leben befand sich tief verborgen in diesen Dokumenten, nun sollte ich endlich alles erfahren. Aber so leicht machte man mir die Akteneinsicht nicht.

Die zuständige Sekretärin ließ mich per E-Mail wissen, dass der Professor, der darüber entscheiden sollte, ob ich die Akte einsehen dürfte oder nicht, auf einem Kongress in den Vereinigten Staaten sei. Sobald er zurück sei, könne über die Einsicht entschieden werden, man würde mich dann telefonisch benachrichtigen. Wunderbar, dachte ich im ersten Moment, aber dann stutzte ich: Warum sollte ein Professor darüber entscheiden, ob ich in meine Akte hineinschauen durfte oder nicht? War es nicht mein Recht, die Akte einzusehen? Das war doch Patientenrecht. Das wusste ich noch von meiner Krankenpflegeausbildung, auch wenn mich das Medizinrecht damals wenig interessiert hatte. Da der Professor aber in den nächsten Tagen zurückerwartet wurde, hakte ich nicht nach, sondern wartete.

Ein paar Tage später rief ich an, und es meldete sich die Sekretärin, die mir die E-Mail geschickt hatte: »Ich habe doch geschrieben, dass wir uns melden.«

»Entschuldigen Sie bitte, dass ich Druck mache, aber es eilt.«

»Ja, was wollen Sie denn mit Ihrer Akte?«

»Ich möchte sie gern einsehen und Teile daraus kopieren. Ich benötige sie für den medizinischen Gutachter der Krankenkasse, der über meine weitere Behandlung entscheiden muss«, erklärte ich ihr ohne weitere Details.

Die Nennung des Krankenkassengutachters zog: »Wir haben die Akte hier bei uns liegen, aber Sie können nur die Achtzigerjahre einsehen, die Siebziger nicht.«

»Warum nur die Achtzigerjahre?«, fragte ich irritiert nach. Das war doch die Zeit nach der Operation. Ich brauchte aber vor allem die Siebziger. In den Achtzigerjahren war ich nur in Köln-Merheim, weil es mir nach dem Eingriff so schlecht ging. Wirkliche Behandlungen hatten da gar nicht mehr stattgefunden.

»Ja, das ist schwierig, der Professor hat das so entschieden«, wand sie sich hörbar am anderen Ende der Leitung.

»Es ist mein Recht, die gesamte Akte einzusehen. Auch die Siebzigerjahre. Ich möchte den Professor sprechen«, brachte ich bestimmt vor.

Sie stöhnte am anderen Ende der Leitung und sagte scharf: »Ja, dann warten Sie bitte einen Moment.« Ich hörte, wie sie den Hörer beiseitelegte und an eine nicht allzu ferne Zimmertür klopfte. Sie sprach mit jemandem, dann kamen ihre Schritte näher, und mit einem Knack in der Leitung war ich auf dem Apparat des Professors gelandet.

»So, Herr Völling, Sie möchten also Unterlagen aus Ihrer Akte.«

»Die Krankenkasse hat sie angefordert. Wo ist das Problem?«, fragte ich leicht gereizt.

»Gar kein Problem. Woher denn? Das war alles nur ein Missverständnis. Sicher können Sie die Unterlagen haben. Welche brauchen Sie denn? Wir schicken Ihnen das gern zu. Kommen Sie bitte mal zum Notieren?«, rief er seiner Sekretärin zu.

Langsam, aber sicher ging mir auf, dass die beiden alles daransetzten, mich nicht in die Originalunterlagen blicken zu lassen.

»Ich möchte die gesamte Akte einsehen!«, sagte ich entschlossen.

»Ja, also ... das ist ...«, setzte der Professor an, aber ich hatte genug:

»Das ist geltendes Patientenrecht«, sagte ich, so scharf ich konnte.

Es entstand eine kleine Pause. Ich hörte, wie die beiden miteinander sprachen, aber ich konnte nicht verstehen, was sie sagten.

»Ja, das ist richtig«, meldete sich der Professor dann wieder zu Wort, »machen Sie bitte mit meiner Sekretärin einen Termin aus. Dann können Sie die Unterlagen hier einsehen.«

»Alle Jahrgänge!«

»Ja, natürlich. Selbstverständlich«, sagte er und lachte gezwungen.

Bereits zwei Tage später fuhr ich hin. Diesen Kampf hatte ich gewonnen, nun würde endlich Licht ins Dunkel kommen. Die Chromosomenuntersuchungen, die Hormonanalysen, die große Operation wegen des Krebses an meinen inneren verkümmerten Geschlechtsorganen. In diesen Unterlagen musste es Aufschluss darüber geben, wie viel Frau ich wirklich gewesen war.

Als ich durch den Haupteingang schritt, zögerte ich einen Moment. Dieser Ort war mir zuwider. Ich fühlte mich plötzlich wieder wie 17. Wie naiv, wie dumm ich gewesen war, wie wenig Widerstand ich gezeigt hatte! Das würde mir nicht noch einmal passieren.

Ich ging durch die Empfangshalle. Alles hatte sich verändert. Es war heller geworden und freundlicher, aber der Geruch nach Desinfektionsmitteln, Bleiche, Kantinenessen und Urin war noch der gleiche. Der typische Geruch von Krankenhäusern. Mich schauderte, aber ich steuerte zielstrebig auf das Stockwerkverzeichnis vor den Fahrstühlen zu und sah nach, wo ich das Büro des Professors finden würde.

Im dritten Stock empfing mich die Sekretärin mit einem unerwartet freundlichen Lächeln. »Guten Tag, Herr Völling, hier habe ich schon alles für Sie bereitgelegt.« Sie nahm eine schwere Mappe von ihrem Schreibtisch und drückte sie mir in die Hand.

»Sie können sich hierher setzen und alles durchsehen. Den Kopierer können Sie gern benutzen.« Ich war erstaunt über ihre plötzliche Zuvorkommenheit.

»Danke«, sagte ich schlicht und begann, den Operationsbericht von 1977 zu suchen. Das war das wichtigste Dokument, das der Gutachter angefordert hatte.

Der OP-Bericht war nicht da. Es gab bestimmt zwanzig einzelne Unterlagen, teils mehrseitig. Ich sah sie alle durch, und als ich das getan hatte, fing ich noch mal von vorn an: Der Bericht aber fehlte. Ebenso die Einverständniserklärung zur Operation. Auch die Fotos, die man von mir angefertigt hatte, waren nicht in der Akte.

Vielleicht war ich zu aufgeregt, um den OP-Bericht zwischen all den Papieren zu finden. Ich beschloss, die ganze Akte zu kopieren. Ich nahm alle Blätter und legte sie unter den Kopierer. Ich machte schnell, weil ich Angst hatte, dass die Sekretärin oder der Professor es sich noch anders überlegen würden.

Die ganze Zeit, während ich mit der Akte vor dem Kopierer hantierte, sah die Sekretärin schräg zu mir herüber. Als sie sich anbot, mir beim Kopieren zu helfen, geriet ich beinah aus der Fassung: »Nein! ... Sehr nett, danke, aber es geht schon«, stieß ich ihr hektisch entgegen. Ich hatte Angst, dass noch mehr Dokumente verschwinden würden.

Während ich hastig ein Blatt nach dem anderen anlegte und den Deckel herunterdrückte, nahm ich die Überschriften einiger Papiere wahr: Ein Brief an das Kreiswehrersatzamt, unwichtig, aber ich nahm ihn trotzdem mit. Die Fieberkurve nach der Operation, der pathologische Bericht, die Chromosomenanalyse – einige wichtige Papiere, die der Gutachter haben wollte, waren schon mal da. Als ich alle Blätter kopiert hatte, wollte ich nur dort weg.

Ich raffte alles zusammen, stopfte es in meinen Rucksack und machte, dass ich so schnell wie möglich fortkam. Die ganze Rückfahrt über hielt ich meinen Rucksack eng an den Körper gepresst. Die Spannung, die Papiere zu lesen, war riesengroß. In meinem Rucksack lag die Wahrheit über mein Leben. Aber ich wollte diese Dokumente erst zu Hause lesen. Sie waren zu wertvoll, als dass ich sie hier im Zug hätte herausnehmen wollen. Sie waren mein Schatz. Was, wenn sie mir hier aus der Hand fielen, unter die Sitze rutschten, dann wären sie wieder verloren. Nein, ich drückte die Akte an mich wie ein Dieb seine Beute und wünschte, ich wäre schon daheim.

Aus den Fenstern des Schwesternwohnheims blinkten mir wieder die Weihnachtssterne entgegen, als ich über den Parkplatz zum Wohnblock hastete. Ein ganzes Jahr war seit dem Fragebogen vergangen. Ein Jahr, das alles zum Einsturz gebracht hatte. Ich wusste, dass der Inhalt meiner Tasche richtungsweisend für den weiteren Verlauf meiner Geschichte sein würde.

Ich stürmte zum Fahrstuhl, um endlich in Ruhe einen Blick in die Unterlagen werfen zu können. Im Appartement legte ich den Rucksack auf den Boden und hockte mich daneben. Ich holte die Papiere so vorsichtig heraus, als wären sie aus chinesischem Porzellan.

Ganz langsam nahm ich mir die einzelnen Blätter vor und breitete sie um mich herum auf dem Boden aus. Ich schaute mir die Chromosomenanalyse aus dem Jahr 1976 genauer an, und dort stand tatsächlich: XX! Der zuständige Professor hatte in seinem Befund »weibliche chromosomale Konstitution« geschrieben. Sie wussten es seit dreißig Jahren! Weiter erläuterte er, dass meine äußere Vermännlichung vermutlich aufgrund des AGS entstanden war. Auch das hatten sie also schon drei Jahre früher gewusst als ich. Mir hatte man erst 1979 davon erzählt. Das bedeutete auch: drei weitere Jahre keine Behandlung des Adrenogenitalen Syndroms. Drei weitere lebensgefährliche Jahre ohne Kortison. Ein Wunder, dass ich all die Operationen ohne überlebt hatte.

Ich legte die Analyse beiseite und nahm mir das nächste Blatt, einen Verlaufsbogen, der nach der Operation in Köln-Merheim angefertigt worden war, um meine Genesungsfortschritte zu dokumentieren. Am Anfang hatte ein Arzt eingetragen: »normale weibliche Anatomie mit präpuberalem Uterus, normal großen Ovarien, Vagina endet blind ... Entfernung aller Genitalorgane.«

Meine Hände zitterten. Das vibrierende Blatt zwischen den Fingern, lehnte ich mich an die Wand, um das Gelesene zu verdauen. Ich war nicht »ein bisschen« Frau gewesen, sondern eine richtige Frau mit allem Drum und Dran: Scheide, Gebärmutter, Eierstöcken. Ich hatte niemals Hoden besessen, auch keine krebsgefährdeten. Sie hatten mich belogen! Der Verlaufsbogen fasste zusammen: »Es liegt damit kein Hermaphroditismus vor. Ursachen der Virilisierung entweder AGS oder Nebennierentumor.«

Als Nächstes kam der Befund vom Pathologen, der die entnommenen Organe untersucht hatte. Er bestätigte die normal angelegte, wenngleich durch den Testosteronüberschuss in meinem Blut unterentwickelte Gebärmutter und die normalen »pflaumengroßen« Eierstöcke und endete: »Männliches Keimdrüsengewebe kann nicht nachgewiesen werden.« Ich sah alle Unterlagen nochmals durch, um doch noch den OP-Bericht zu finden. Wer hatte mich operiert? Warum hatte er nicht Schluss gemacht, als er statt der Hoden diese weiblichen Geschlechtsorgane vorfand? Das wollte ich ihn ins Gesicht fragen. Das war nicht nur ethisch verwerflich, das war auch wider das Gesetz. Aber wie sollte man so etwas beweisen, nach dreißig Jahren? Der OP-Bericht blieb verschwunden. Ich konnte die Seiten wenden, sooft ich wollte.

Resigniert sah ich immer wieder durch die Unterlagen. Der Brief vom Krankenhaus an das Kreiswehrersatzamt war zynisch. Dort stand tatsächlich, dass Thomas Völling nicht zur Bundeswehr einzuziehen sei, weil er eigentlich gar kein Mann sei. Das nenne ich deutsche Gründlichkeit! Weiter enthielt der Brief die Bitte an den Kreiswehrersatzamtsleiter, dem jungen Völling die wahren Gründe für die Ausmusterung zu verschweigen: »Der Patient ist genotypisch weiblich, und die normalen inneren Organe wurden hier operativ entfernt. Ich bitte um unbedingte Berücksichtigung der Tatsache, dass Herr Völling über das Ausmaß der Erkrankung noch nicht vollständig informiert worden ist. Die oben genannten Diagnosen dürfen ihm auf keinen Fall mitgeteilt werden.«

Ich schluckte. In diesem eigentlich belanglosen Papier stand schwarz auf weiß, dass ich nicht aufgeklärt worden war. Sie hatten sich tatsächlich getraut, das aufzuschreiben. Es klang alles unfassbar, es war unbegreiflich für mich. Auf meiner Stirn bildeten sich Schweißperlen, mein Herz raste.

In einer nachlässig angefertigten Fieberkurve meiner Akte fand ich schließlich, was ich noch brauchte, um mich zu entschließen, vor einem Gericht zu klagen. Die Krankenschwester hatte es mit krakeliger Schrift an den Rand des Blattes geschrieben: »Operierender Arzt: Dr. M.«

Ich erinnerte mich an den Namen, aber ich hatte kein Gesicht mehr vor Augen. Dieser Mann hatte mich schon vor der Operation untersucht. Er war als chirurgischer Beraterarzt hinzugezogen worden. Er hatte mein Geschlecht untersucht und mit mir über die mögliche Penisaufrichtung gesprochen. Da hatte er selbst noch nicht gewusst, welche Rolle er in meinem Leben spielen würde. Aber er hatte dann am Operationstisch die falsche und endgültige Entscheidung über mein Leben gefällt: dass ich keine Frau sein sollte.

Kapitel 10

Die zaghafte Verwandlung

Ich ging zu meiner direkten Chefin Doris von der Pflegedienstleitung und bat sie um Hilfe bei der Suche nach einem Rechtsanwalt. Die ganze Wahrheit sagte ich ihr zu diesem Zeitpunkt
allerdings nicht, erzählte nur von einem ärztlichen Kunstfehler.
Über die Rechtsabteilung des Krankenhauses vermittelte sie mir
einen Anwalt für Patientenrecht in Düsseldorf: Dr. Groth.

Der glaubt mir niemals, fuhr es mir immer wieder durch den
Kopf, als ich ein Schreiben an ihn aufsetzte. Eine Frau, die wieder
eine Frau werden will, nachdem man sie fälschlicherweise für einen Mann gehalten hat, und die den Arzt anzeigen will, der mit
einer Operation die Beweise, dass sie tatsächlich eine Frau gewesen ist, entfernt hat – vor dreißig Jahren. Das schien mir wenig
aussichtsreich.

Dennoch wollte ich es probieren, auch wenn ich ahnte, dass
vor Gericht, sollte es überhaupt zu einem Prozess kommen, alte
Wunden nicht nur aufgerissen, sondern öffentlich seziert werden
würden.

Die Verjährungsfrist war vermutlich auch schon abgelaufen.
Zumindest war die Zeit mehr als knapp. Im Internet hatte ich gelesen, dass ein Fall nach dreißig Jahren verjährt. Dr. M., mittler-

weile Professor, hatte mich im August 1977 operiert. Jetzt hatten wir Januar 2007, demnach blieb mir im besten Fall ein halbes Jahr, um ihn vor Gericht zu bringen.

Auch die Kosten bereiteten mir Sorge, denn wenn ich eines nicht hatte, dann war das Geld. Meine Lebensversicherung könnte ich auflösen, aber mehr als ein paar Tausend Euro würde das auch nicht bringen.

Gleichzeitig liefen die Anträge auf Berichtigung des Personenstandes von Männlich zu Weiblich und die Forderung an die Krankenkasse, mir Maßnahmen zu meiner Verweiblichung zu bewilligen. Mir schwirrte der Kopf. Konnte ich das alles leisten? Emotional, zeitlich, finanziell? Ich *musste* es können, wenn ich Gerechtigkeit bekommen wollte.

Ich schrieb also einen ausführlichen Brief an Herrn Dr. Groth und schickte ihn zusammen mit Kopien meiner Krankenakte ab. Ich ging fest davon aus, dass er mir meine Unterlagen schon nach einer Woche mit oder ohne Kommentar zurücksenden würde – ich rechnete mit einer Ablehnung.

Aber erst mal passierte gar nichts. Eine Woche verging, zwei Wochen, dann erreichte mich ein kurzes Schreiben aus der Kanzlei: »Ihre Unterlagen sind bei uns eingegangen ... Wir befinden uns derzeit in der Prüfung der gesetzlichen Grundlagen aus den Siebzigerjahren ...«

»Jetzt wird es spannend«, dachte ich, und gleichzeitig wurde mir klar, dass ich mein Umfeld informieren musste – meine Familie, meinen Arbeitgeber. Sollte es tatsächlich zu einem Prozess kommen, dann könnte das eine Menge Wind geben.

Wenn sich das Standesamt in K. endlich durchringen würde, meine Geburtsurkunde von Thomas Völling auf Christiane Völling umzuschreiben, und die Krankenkasse meine Behandlungen bewilligen würde, dann musste ich mein Umfeld irgendwie darauf vorbereiten, dass ich in Zukunft eine Frau sein würde. Ich musste erklären, dass ich immer eine gewesen war. Mir wurde flau bei diesem Gedanken.

Vor allem meinem Arbeitgeber und den Kollegen musste ich Bescheid geben. Was würden die denken? »Der arme Irre!« vermutlich.

Ich verwendete jede freie Minute darauf, zu überlegen, wie ich es am geschicktesten anstellen könnte. Sollte ich sie einzeln ansprechen? Einen offenen Brief schreiben? Oder ein gemeinsames Treffen mit allen arrangieren?

Es musste etwas geschehen, schon allein deshalb, weil mir Thomas Völling immer verhasster wurde. Der Besuch bei den XY-Frauen war mein Schlüsselerlebnis: Man hatte mich als Frau akzeptiert. Es war also möglich! Danach in mein Leben als Thomas zurückzukehren belastete mich schwer. Ich fühlte mich wie eine Raupe, die für einen Moment aus ihrem Kokon geschaut hat und der schon der frische Wind um die Nase weht, die nun aber wieder in ihre viel zu enge Puppe zurückkriechen muss.

Ich wollte raus. Ich *musste* raus! Ich musste Tatsachen schaffen.

Das, was ich tat, war vielleicht mein erstes echtes »Comingout«, aber das war mir damals nicht bewusst. Meine Entscheidung fiel vor dem Spiegel. Ich konnte Thomas nicht mehr sehen, diesen kleinen Mann mit seiner lächerlichen Stirnglatze. Schon vor Wochen hatte ich aus dem *Düsseldorfer Anzeiger* eine Annonce ausgeschnitten: »Echthaarfrisuren. Absolut diskret, natürlich und dauerhaft auf der Kopfhaut angebracht.« Ich hatte die Anzeige an den Rahmen meines Badezimmerspiegels geklemmt, und jedes Mal, wenn ich mir die Zähne putzte, hatte ich sie angesehen und mir gewünscht, dass ich schon den Mut aufbrächte, dort anzurufen.

Jetzt war es so weit. Beim Waschen sah ich wieder in mein Gesicht, auf meine Glatze. Es reichte. Entschlossen spuckte ich die Zahnpasta ins Waschbecken und nickte meinem Spiegelbild zu. Ich ging zum Telefon und rief die Düsseldorfer Nummer an: »Guten Tag, ich interessiere mich für eine Perücke«, sagte ich schlicht, nachdem sich eine vornehm klingende Dame am anderen Ende der Leitung mit Namen, Firma und einem seriösen »Wie kann ich Ihnen behilflich sein?« gemeldet hatte. Nun hörte ich, wie sie sich räusperte und mich freundlich korrigierte: »Sie meinen gewiss eine unserer Echthaarfrisuren, nicht wahr?« Jeder Berufsstand hat seine Empfindlichkeiten.

»Ja genau, Entschuldigung ... natürlich«, bestätigte ich. »Ich habe eine Glatze und möchte gern eine Echthaarfrisur.«

»Sehr gern, wann möchten Sie kommen?«

Wir verabredeten einen Termin für Ende der kommenden Woche, vorher war keiner mehr frei. Es gab offenbar so einige Menschen, die eine Echthaarfrisur trugen.

Nach der Schicht des folgenden Tages nahm ich mir ein paar Illustrierte aus dem Schwesternzimmer mit, die meine Kolleginnen ausgelesen hatten. Verstohlen griff ich sie mir von der Fensterbank. Ich wollte nicht, dass jemand den Thomas mit *Frau im Spiegel* oder der *Bunten* sah. Ich klemmte sie mir mit dem Deckblatt zum Körper hin unter den Arm.

Zu Hause machte ich mir einen Tee und sah mir die verschiedenen Frisuren der Frauen in den Käseblättern an: rot, blond, brünett, glatt, Locken, kurz, mit Pony oder ohne, ein Pagenkopf ... Ganz langes Haar fand ich wunderbar, das hätte ich mich aber niemals getraut, das ging natürlich nicht. Diesen »Mädchentraum« musste ich drangeben, wenn ich nicht zur Witzfigur werden wollte. Es musste etwas Unauffälliges sein, diskret, eher androgyn. Das Haar sollte mich nur von dieser schrecklichen Glatze befreien und mein Umfeld vielleicht schon ganz sachte darauf vorbereiten, dass mit mir eine Veränderung vor sich ging. Die ausgefallenen Frisuren fielen also weg: Locken, Farbe, Strähnen – das kam alles nicht infrage.

Ich sah mir all die genormten Köpfe à la Udo Walz an, tatsächlich schienen von Angela Merkel bis zu Sabine Christiansen alle zum gleichen Friseur zu gehen. Die Länge von diesen Pagenköpfen wäre vielleicht gar nicht schlecht. Od⸺er war bis zum Kinn schon zu lang?

Nachdem ich die Magazine durchgeschaut hatte, war ich unsicherer als zuvor. Thomas sollte mit so einem Kopf auf der Arbeit erscheinen? Die würden sich alle totlachen. So ganz unvermittelt konnte ich das nicht bringen.

»Ich gehe morgen zum Friseur.«

Ich füllte gerade im Schwesternzimmer eine Fieberkurve aus. Schwester Gaby schrieb am Tisch einen Bericht. Kerstin kochte Kaffee, sie lachte spontan, weil sie meine Aussage für einen Scherz hielt. Freundlicherweise verkniff sie sich aber ein »Was willst du denn beim Friseur?« oder Ähnliches.

»Ab Morgen sehe ich dann aus wie Gaby«, sagte ich und lachte. Gaby hatte langes Haar bis über die Schultern, das sie stets in einem dicken geflochtenen Zopf auf dem Rücken trug. Ich wollte allen den Wind aus den Segeln nehmen. Würden sie nachher über mich lachen, so wäre ich ihnen wenigstens zuvorgekommen.

»Ja sicher, Thomas«, lachte Gaby zurück.

»Ich meine es ernst.«

»Veräppeln kann ich mich selber, du Pfeife!«

Die beiden wandten sich wieder ihrer Arbeit zu, und ich hoffte, dass alles gut gehen würde. Wenn sie mich wiedersehen, hätte ich Haare.

Am nächsten Tag fuhr ich gleich nach meinem Dienst mit der Straßenbahn in die Innenstadt. Ich war schrecklich aufgeregt. Auf Düsseldorfs Prachtmeile, der Kö, lief ich die Häuser ab und suchte nach der richtigen Hausnummer. Ich konnte sie nicht finden. Nirgendwo sah ich ein Schild, das auf die Echthaarfrisuren hinwies. Erst als ich schon dreimal daran vorbeigelaufen war, fand ich den versteckten Eingang, der zurückgesetzt lag und zu dem Salon im ersten Stock führte. Eine Dame, deren Haar prachtvoll frisiert und in einem etwas eigentümlichen Blau gefärbt war, empfing mich mit einem professionellen Lächeln.

»Entschuldigen Sie die Verspätung«, setzte ich an. »Ich konnte den Eingang nicht finden.«

»Kein Problem, Herr Völling, das geht vielen so«, antwortete sie, während sie mir schon aus der Jacke half.

»Aber wissen Sie«, sie beugte sich vertraulich zu meinem Ohr, »vielen unserer Kunden ist es lieber so. Wegen der Diskretion. Wir haben ja auch Personen des öffentlichen Lebens hier, Sie verstehen?«

»Ja … sicher«, antwortete ich, und sie nickte langsam und verschwörerisch.

»Bei manchen wissen es nicht mal die Gattinnen.« Jetzt war es an mir, langsam zu nicken.

»Caroline wartet schon auf Sie, wenn Sie mir bitte folgen möchten?«

In einer schwungvollen Drehung fuhr sie herum und ging mit laut klackenden Absätzen über den Marmorboden voraus. Sie führte mich in einen Raum, in dem ein Spiegel, ein Frisierstuhl und Caroline bereitstanden.

Die Friseurin war etwas jünger als die Dame am Empfang, aber sie strahlte die gleiche Souveränität aus. Sie trug eine schwarze Hose und eine weiße Bluse, die mir beinah zu elegant zum Arbeiten schien. Sie war perfekt frisiert und geschminkt und lächelte mich offen an. Sie hatte gewiss schon viele Menschen gesehen, die sich wegen ihrer Glatze schämten. Fachmännisch, aber höflich sah sie mich kurz an, ohne auch nur eine Sekunde zu lange auf meine kahle Stelle zu schauen.

Sie machte mit der Hand eine einladende Geste zu ihrem Frisierstuhl. Ich setzte mich, und Caroline fragte, was ich denn gern hätte. Ich holte tief Luft und sagte: »Haare. Bisschen länger. Bisschen weiblich.« Mehr brachte ich nicht heraus.

»Gut. Wunderbar. Das machen wir«, antwortete Caroline zu meiner großen Überraschung und schwang in einer ausladenden Geste den Frisierumhang um mich. Ich hatte gedacht, sie bräuchte genauere Informationen, und war froh, dass das offensichtlich nicht der Fall war, denn ich hätte nicht gewusst, was ich sagen sollte. Ich hatte einfach keine Vorstellung, wie es aussehen sollte.

»Wir werden etwas in Ihrer Naturhaarfarbe machen, wie man sie hier außen sieht«, erklärte die Friseurin, während sie die dürftigen Strähnen, die mir noch geblieben waren, durch ihre manikürten Finger gleiten ließ.

»Unsere Frisuren werden mit einem Spezialkleber mit der Kopfhaut verbunden. Das Haar bleibt dann etwa ein halbes Jahr auf Ihrem Kopf. Sie können es waschen, damit schwimmen, schlafen, alles. Die Frisuren werden aus echtem Haar hergestellt. Es wird aussehen und sich anfühlen wie Ihr eigenes Haar. Zur Neubefestigung und zum Frisieren würde ich Ihnen raten, alle zwei Monate mal bei uns reinzuschauen.«

»Ja, machen Sie einfach«, sagte ich und schloss die Augen. Das waren Profis. Die wussten, was sie taten.

Eine gefühlte Ewigkeit hantierte Caroline an meinem Kopf herum. Sie säuberte, polierte, klebte. Ich fühlte, wie sie mir eine

Perücke … Echthaarfrisur … aufsetzte, aber ich wagte nicht, in den Spiegel zu sehen.

Ich hörte das metallische Schnappen ihrer Schere, dann sprühte sie und warf den Föhn an. Ich spürte, wie sie kämmte, spürte den Zug an meiner Kopfhaut, wenn sie die Rundbürste ansetzte, es fühlte sich wirklich beinah so an, als zöge sie an meinen echten Haaren. Dieses Gefühl hatte ich schon ganz vergessen. Während der gesamten Prozedur traute ich mich nur zweimal, ein kleines bisschen zu blinzeln, um einen Blick auf das zu erhaschen, was da vor sich ging. Aber ich schloss die Augen jedes Mal ganz schnell wieder, denn es war einfach unglaublich: Sie zauberte mir tatsächlich Haare auf den Kopf.

Wer im Rheinland lebt, der kommt regelmäßig zur Karnevalszeit zu dem erstaunlichen Vergnügen, mit anzusehen, wie Perücken Menschen verändern. Eine andere Farbe, eine andere Länge, und man erkannte die eigenen Kollegen nicht wieder. Ich selbst war nie ein Karnevalist gewesen, aber ich konnte dieses Phänomen häufig am Rosenmontag auf der Station beobachten, wenn sich jemand als Scherz falsches Haar aufgesetzt hatte.

»So. Fertig. Möchten Sie nicht mal schauen?« Ich traute mich nicht. Ich hatte Angst, wie ein Karnevalsclown auszusehen. Aber ich konnte auch nicht mit geschlossenen Augen hier sitzen bleiben. Also machte ich sie auf:

»Nein!«, entfuhr es mir so unwillkürlich, dass Caroline zusammenzuckte. »Das geht nicht!«

Ich sah aus wie Alexis aus *Der Denver-Clan* – nur in Mittelbraun.

Caroline hatte es gut gemeint, aber es war ihr zu üppig geraten. Die Föhnwellen, der raffinierte Schwung, das vorwitzige Wippen in den Stufen. »So kann ich nicht rausgehen!« Ich war ganz außer mir. Die Veränderung war so verblüffend, so gewaltig, so groß. Ich sah aus wie eine Frau – oder nein, leider nicht, ich sah eher aus wie ein Mann mit einer Frauenfrisur – einer auffälligen Frauenfrisur. Caroline war sichtlich enttäuscht über meine negative Reaktion, aber offensichtlich widerfuhr ihr das nicht zum ersten Mal. Sie hatte vermutlich schon öfter die Fassungslosigkeit miterlebt, die eintritt, wenn ein Mensch von jetzt auf gleich sein Äußeres so stark verändert.

»Ja, das ist eine große Veränderung«, begann sie sachte, »aber glauben Sie mir, daran gewöhnen Sie sich ganz schnell. Zweimal schlafen, und Sie wissen schon gar nicht mehr, wie Sie vorher ausgesehen haben.«

»Ich kann so nicht hier rausgehen!«, wiederholte ich und konnte dabei den Blick nicht von diesem imposanten Prachtstück des Friseurhandwerks lassen, das sich nun auf meinem vormals kahlen Schädel befand. Es klebt fest, schoss es mir durch den Kopf, das kriegst du nicht ohne Weiteres wieder ab.

Wäre das nicht der Fall gewesen, ich hätte mich brav bedankt, wäre zur Kasse gegangen und hätte bei der Dame mit den blau getönten Haaren bezahlt. Dann hätte ich mir die Perücke noch auf den wenigen Stufen zum Parterre wieder vom Kopf genommen und sie in die Jackentasche gestopft. Das ging jetzt nicht.

Caroline machte einen Vorschlag zur Güte: »Wie wäre es, wenn ich Ihnen die Locken ein wenig rausnehme?«

»Ja, machen Sie das«, sagte ich und kapitulierte. So wie ich vorher die Augen nicht hatte öffnen können, so konnte ich sie nun nicht mehr schließen. Maßlos erstaunt betrachtete ich mich im Spiegel und gewöhnte mich tatsächlich ganz zaghaft an den Gedanken, dass das dort im Spiegel immer noch derselbe Mensch wie vorher war.

Caroline glättete die Wogen, machte das Ganze unauffälliger, biederer, in meinen Augen besser. Ich beruhigte mich langsam, und Carolines Lächeln kehrte zurück, als sie es wahrnahm.

Ich verließ den Salon dennoch wie auf rohen Eiern. Ich fühlte mich schwach wie nach einer Operation. Auf der Straße ging ich zunächst mit gebeugtem Rücken, den Blick auf meine Füße gerichtet. Ganz langsam traute ich mich, den Blick zu heben. Erst sah ich starr geradeaus, dann begann ich forsch in die Gesichter der Passanten zu blicken, die mir entgegenkamen. Was würden sie denken, wenn sie mich anschauten, wie würden die Menschen reagieren?

Niemand beachtete mich. Ich blieb vor einem der exklusiven Schaufenster stehen und tat, als würde mich die Auslage interessieren, dabei waren Handtaschen von 1000 Euro aufwärts nicht gerade das, was ich üblicherweise kaufte.

Ich sah mich selbst in der Scheibe an. Sah Thomas, sah Christiane – ich wusste nicht, wen ich sah. Ich ging weiter und versuchte, während des Gehens gleichzeitig mein Profil in den Reflexionen der Scheiben zu betrachten. Wie sah ich von der Seite aus? Das ging natürlich nicht gut. Mehrmals rannte ich Personen um, die mir entgegenkamen. »'tschuldigung«, murmelte ich und machte, dass ich fortkam.

Stunden später erreichte ich erschöpft mein Appartement, aber ich hielt es dort nicht lange aus. Ruhelos stand ich im Wohnzimmer vor dem Spiegel und machte mich dann wieder auf den Weg. Eine innere Rastlosigkeit hatte mich ergriffen. Ich wollte wissen, wie die Menschen um mich herum auf mein neues Äußeres reagieren würden.

Ich zog Runden um das Krankenhaus. Erst ging ich einen großen Bogen um den Gebäudekomplex herum. Dann zog ich den Kreis enger, streifte schon den Parkplatz, vielleicht würde ich zufällig jemand Bekanntem begegnen. Meine innere Hoffnung war, dass ich so die Chance hätte, mich einer Einzelperson zu stellen, die die Nachricht dann für mich verbreiten würde. Ich hatte das

Gefühl, die ganze Welt drehte sich nur um meine Haare. Das war völlig lächerlich, aber für mich war dieser Schritt so riesengroß, dass ich es mir nicht anders vorstellen konnte. Nach einer weiteren Stunde rastlosen Spazierengehens betrat ich den Eingangsbereich des Krankenhauses. Ich grüßte an der Rezeption. Die Frauen am Empfang erkannten mich. Sie grinsten, nickten mir aber freundlich zu. Ich nahm all meinen Mut zusammen und ging zu ihnen.

»Sie sehen ganz anders aus«, sagte die ältere Dame, die schon in meiner Ausbildungszeit hier am Empfang gesessen hatte.

»Ich habe mir Haare machen lassen«, sagte ich, als ob sie das nicht selbst sahen. »Wie finden Sie es?«

»Gut«, sagte die Ältere schlicht.

»Viel besser als die Glatze. Ehrlich«, ergänzte die junge Kollegin, die ihr seit Neuestem zur Seite stand.

Beide nickten und grinsten. Aber sie verloren kein Wort darüber, dass Thomas Völling nun mit einem Frauenhaarschnitt zur Arbeit kam.

»Danke«, sagte ich und ging in die Cafeteria. Ich holte mir einen Tee und ging für alle sichtbar durch die Stuhlreihen, um einen Platz am Fenster einzunehmen. Leider war niemand von meiner Station da. Nur ein junger Arzt im Praktikum, der zwischendurch bei uns auf der Station mitlief, sah mich irritiert an. Er versuchte sich wohl zu erinnern, wo er mich schon mal gesehen hatte.

»Guten Tag«, grüßte ich so normal wie möglich.

»Hallo«, erwiderte er, sich immer noch fragend, wer die Frau, der Mann denn sei. Ich setzte mich mit dem Rücken zu ihm und trank meinen Tee. Nach einer kurzen Weile hörte ich die Stühle hinter mir rücken. Der junge Arzt und seine Begleitung, eine Schwester von der Nachbarstation, gingen an mir vorbei, um ihre Tabletts wegzubringen. Er drehte sich noch einmal zu mir um, grinste und nickte. Der Groschen war gefallen. Ich nickte zurück.

Das musste fürs Erste genügen. Wie es weiterging, würde ich morgen auf der Station erleben. Niemand war in schallendes Gelächter ausgebrochen. Mehr verlangte ich vorerst nicht.

Die Reaktionen am nächsten Tag waren ähnlich. Die Leute drehten sich kurz nach mir um, Ärzte nickten mir grinsend zu, meine Kollegen verloren ein paar Worte, aber niemand wurde persönlich. Nur Gaby rief: »Thomas, du hast ja Ernst gemacht!«

»Ich habe dir doch gesagt, dass ich dir Konkurrenz machen werde.«

Wir konnten beide darüber lachen. Ich war unendlich erleichtert über die lässige Haltung meiner Kollegen.

In den folgenden Wochen und Monaten nahm ich weitere Veränderungen an mir vor, die mir kühn vorkamen. In Wirklichkeit waren sie wohl so klein, dass sie niemandem außer mir auffielen. Ich kaufte mir eine Damenarmbanduhr mit einem hübschen schmalen Armband aus weichem braunem Leder. Meine Herrenbrille konnte ich nicht mehr leiden. In Kombination mit meiner neuen Frisur sah das völlig lächerlich aus. Ich besorgte mir ein unauffälliges randloses Modell; eine richtige Frauenbrille zu tragen, traute ich mich nicht. Ich fand auch eine Jeans für Frauen. Ich war richtig stolz, wie gut sie mir stand. Es war eine unauffällige Hose, aber auf den Gesäßtaschen war eine winzige Stickerei. Das fand ich wunderbar, auch wenn niemand sie sehen konnte, weil ich immer einen langen Pulli darüber trug. Für mich waren das umwälzende Neuheiten, und ich freute mich darüber. Gerade die neue Jeans war ein Meilenstein für mich:

Eines Morgens, ich hatte frei und wollte einen Spaziergang durch den Wald nahe der Klinik machen, nahm ich meine vertraute Herrenjeans aus dem Schrank und zog sie an. Ich fand sie unmöglich: sackartig, abgetragen, alt.

Ich hatte Herrenkleidung noch nie gemocht, all diese gedeckten Farben – Grau, Braun, Blau. Außerdem hatten mir die Herrengrößen auch nie richtig gepasst. Mit 1,56 und einer schmalen Taille hingen selbst XS-Größen an mir herunter wie Säcke. Alles wirkte plump und farblos, lediglich dazu gut, nicht nackt herumlaufen zu müssen. Auch bei den Schuhen hatte ich immer Probleme gehabt. Ich trug Schuhgröße 38. Das war in der Herrenabteilung der Schuhgeschäfte nicht vorgesehen. Eine Zeit lang versuchte ich es mit Kinderschuhen und zog mir schmerzhafte Blasen zu, denn sie waren immer zu schmal. Meine Rettung war, dass mein Leben genau in die Zeit fiel, als Turnschuhe in Mode kamen. Viele Modelle waren geschlechtsneutral, es gab eine riesige Auswahl, die Schuhe waren bequem und inzwischen zu fast allen Gelegenheiten gesellschaftsfähig.

Hosen, Hemden, Pullis, Jacken, selbst Unterhosen blieben ein Problem. Einerseits war es mir immer recht gewesen, wenig von meinem Körper preiszugeben, andererseits fand ich mich schrecklich hässlich in dieser groben Verpackung.

In den Neunzigerjahren wurde zum Glück auch die Herrenmode etwas farbenfroher. Jeder Banker kann heute mit einem pinkfarbenen Hemd zur Arbeit gehen, ohne dass er schräg angesehen wird. Die Frauenmode hat andersherum viel von den Männern abgeschaut: Hemdblusen, schwere Stiefel, gerade Jeans. Mir kam diese Entwicklung sehr entgegen, und ich hatte in der letzten Zeit sehr bewusst Dinge eingekauft, die eher geschlechtsneutral als eindeutig männlich waren.

Aber als ich in meine Jeans steigen wollte, wurde mir klar: Die hat ausgedient. Ich möchte eine Neue – und zwar eine für Frauen! Ob mir so eine passen würde?

Schon vor dem Treffen der XY-Frauen hatte ich das verhasste Testosteron abgesetzt und einen Gynäkologen aufgesucht. Nachdem ich ihm meine Geschichte erzählt hatte, erklärte er sich bereit, mir ein Rezept für Östrogen auszustellen. Seit ein paar Monaten nahm ich es nun und hatte das Gefühl, dass sich meine Körperformen tatsächlich etwas in Richtung weiblich verschoben: Meine Hüften und Oberschenkel wurden runder. Ich war so froh, endlich das Testosteron nicht mehr nehmen zu müssen, und ich fühlte, wie mein Körper jetzt viel besser zurechtkam. Ich verfolgte diese Veränderung mit Faszination und Freude.

Ich verwarf den Waldspaziergang, steckte mir 50 Euro ins Portemonnaie und fuhr mit der Straßenbahn direkt in die Innenstadt zu C&A. Hier kaufte ich auch sonst Kleidung ein – nur eben ein Stockwerk höher, in der Herrenabteilung. Die Ausstellungsfläche für die Frauenkleider war mir dennoch nicht unbekannt. Tatsächlich war ich schon seit Jahren immer wieder einmal hier gewesen – lange vor der Studie in Essen, die mein Leben als Mann endgültig ins Wanken gebracht hatte. Damals wollte ich noch fest daran glauben, dass ich wirklich Thomas war. Da hatte ich von Intersexualität noch nie etwas gehört. Dennoch war ich immer wieder in dieser Frauenabteilung gewesen. Manchmal mehrmals im Monat.

Ich fand die Auswahl im Vergleich zur Herrenbekleidung überwältigend: Blusen, Hosen, Röcke, Westen, Kleider, Strümpfe, Wäsche, Schuhe, Tücher, Hüte. Die Sachen waren farbig, gemustert, gestreift, geblümt, aus Baumwolle, aus Viskose, aus Seide, aus Wolle. Wie trist sah es dagegen bei den Männern eine Rolltreppe höher aus: graubraunes Einerlei. Selbst wenn es sich in den letzten Jahren gebessert hatte, mit den Frauen konnten sie noch lange nicht mithalten.

Diese Ausflüge in die Welt der Frauen machten mich jedes Mal völlig fertig. Fasziniert stand ich vor den Drehständern, manchmal hatte ich den Mut, ein Kleidungsstück herauszunehmen und genauer zu betrachten. Aber meist ließ ich nur einen besonders schönen Stoff durch meine Finger gleiten, immer darauf bedacht, dass ich nicht weiter auffiel; denn ein einzelner Mann in der Frauenabteilung, das weckte schnell Misstrauen. Wenn sich ein Mann hierher verirrte, dann war er fast immer in Begleitung einer Frau. Während sie schaute, anprobierte oder ihm etwas vorführte, telefonierte er mit dem Handy, starrte an die Decke oder wurde auf einem Hocker vor den Umkleiden abgesetzt und passte auf die Einkaufstüten auf.

Dass ein Mann interessiert durch die Ständer ging, war die absolute Ausnahme, und ich hatte immer das Gefühl, von Kundinnen und Verkäuferinnen beäugt zu werden. Ich hatte Angst, für einen Spanner gehalten zu werden. Zu diesem Zeitpunkt hatte ich noch meine Glatze und war eindeutig ein Mann. Meist ergriff ich die Flucht, wenn ich das Gefühl hatte, dass man mich entdeckt hatte. Etwa wenn eine Frau zweimal irritiert in meine Richtung sah – oder es mir zumindest so vorkam.

War ich wieder draußen, herrschte in mir stets das totale Chaos: Was war los mit mir? War ich pervers? Über Transsexualität wusste ich damals nicht viel, sonst hätte ich vermutlich in diese Richtung gedacht.

Ich wusste damals nur, dass ich mir wünschte, mehr Mut zu haben. Einfach mit einem Rock in der Hand zur Kasse gehen und bezahlen. Falls jemand doof guckte, hätte ich dann gesagt: »Ist für meine Frau«. Aber ich hatte den Mut nicht. Irgendwie dachte ich, wenn du das machst, dann ist es amtlich: Du bist verrückt, nicht ganz richtig im Kopf. Davor hatte ich riesige Angst. »Die sperren dich weg«, ging es mir immer wieder durch den Kopf. »Die pumpen dich mit Psychopharmaka voll, dann bist du nicht mehr Herr deiner Sinne.« Ich wollte aber auf jeden Fall die Kontrolle behalten. Immer wieder kam nach meinen Ausflügen in die Frauenabteilung der Gedanke an Selbstmord zurück. »Wenn es noch schlimmer wird, dann musst du dich umbringen.« Das war immer wieder die einzige Lösung, die ich für mich sah.

Wenn die Schaufensterpuppen bei C&A wüssten, in welche Selbstzweifel mich ihr Anblick immer wieder geworfen hat, sie würden vermutlich ihren Job hinschmeißen.

Aber diesmal ging ich unter anderen Vorzeichen durch das Gebläse des Kaufhauseingangs. Ich wusste, dass ich ein Recht hatte, hier zu sein: zwischen Röcken, BHs und bunten Schals. Aber mir war trotzdem mulmig zumute. Meine neue Frisur machte noch keine richtige Frau aus mir, aber zumindest war ich auch nicht mehr eindeutig ein Mann, der sich, womöglich von niederen Instinkten getrieben, in der Nähe der Umkleiden aufhielt.

Ich suchte mir meinen Weg zwischen den Regalen und Drehständern hindurch zu der Wand, an der die Jeans hingen. Ich fing mit den kleinen Größen an und hielt sie mir vor den Körper – könnte passen. Ich suchte mir drei, vier Modelle aus. Darunter die Jeans mit der kleinen Applikation auf den Taschen. Zwischendurch sah ich, wie aus alter Gewohnheit, über die Schulter, um zu schauen, ob mich auch niemand beobachtete. Tatsächlich traf mein Blick den einer Verkäuferin, die mich wohl schon länger im Visier hatte, denn sie sah nicht zufällig gerade in diesem Moment in meine Richtung. Meinen Blick über die Schulter hatte sie allerdings so interpretiert, dass ich wohl ihrer Hilfe bedürfe, und sie steuerte mit einem professionellen Lächeln, in dem ich keinerlei Irritation wahrnehmen konnte, auf mich zu. Ich presste meine Hosen an den Bauch und hängte die Verkäuferin ab, indem ich Haken um die Regale schlug und schnell in der Umkleide verschwand. Hierher würde sie mir doch wohl nicht folgen? Ich wartete einen Moment, dann hörte ich draußen ihre Stimme: »Sie kommen zurecht?«

»Ja!«

»Wenn Sie Hilfe brauchen, sagen Sie Bescheid, ich bin ganz in der Nähe.«

»Mhm«, machte ich kurz, denn ich wollte mit meiner tiefen Stimme so wenig Aufsehen wie möglich erregen. Ich hörte, wie sie sich entfernte, und atmete tief durch. Dann zog ich meine alte Hose aus und zwängte mich in die erste Jeans. Sie war zu klein. Ich musste kichern, so etwas war mir noch nie passiert! Ich verwarf die anderen Hosen der gleichen Größe und nahm mir die mit den bestickten Taschen vor. Es war ein seltsames Gefühl, als ich sie anzog. Das Material gab irgendwie nach und schloss sich dann wieder an die Haut. Dem Schild nach war die Hose aus Baumwolle, aber irgendwas war anders als bei meinen alten Jeans. »Mit Stretchanteil« las ich auf einem Extraschild, das zusätzlich zum Preisschild angebracht war. Es fühlte sich seltsam an, aber gut. Ich bekam die Jeans mühelos über die Oberschenkel. Der Knopf ließ sich gut schließen, und was mich am meisten erstaunte: Die Länge stimmte. Auch das hatte es noch nie gegeben. Die Hose passte, sie passte sogar wie angegossen. Es ist eine Frauenhose, und sie passt mir!, jubelte ich für mich im Stillen.

In der Enge einer überhitzten Umkleidekabine, in abgestandener Kaufhausluft war ich für einen kurzen Moment rundum glücklich. Das hatte es selten gegeben.

Ich drehte mich um und betrachtete meinen Po über die Schulter – sah gut aus. Ich drehte mich zurück und musterte meinen Schoß. Die Hose saß oben eng und fiel dann gerade das Bein herab. War sie zu eng? Mein Blick fixierte die Körpermitte meines Spiegelbildes. Konnte man durch den Stoff sehen, dass ich zwischen den Beinen anders aussah? Zeichneten sich die Konturen meines Geschlechts ab? Ich starrte kritisch auf meinen Schoß. Nein, man konnte es nicht sehen, überhaupt nicht. Ich musste die Hose haben. Ich sah nicht mal nach, wie viel sie kostete.

Widerwillig zog ich meine alte Hose wieder an, schnappte mir meine neue Errungenschaft und eilte zur Kasse, um zu bezahlen. Als ich draußen stand, war ich stolz und glücklich. Ich hatte es tatsächlich getan. Wieder zu Hause, zog ich die Hose gleich an und ging dann durch meinen Stadtteil spazieren. Was sollte ich im Wald? Ich wollte meine neue Hose ausführen. Mit einem Seitenblick sah ich immer auf die Menschen, die mir entgegenkamen. Aber es war wie mit meiner neuen Frisur. Ich hatte mich doch so stark verändert, konnte das denn keiner sehen? Niemand nahm Notiz von meiner Metamorphose. Einerseits schade, andererseits hieß das aber auch, dass ich zumindest keine auffällige Lachnummer war. Ich entschied, dass Letzteres wichtiger war.

Eine erste wirkliche Veränderung in der Wahrnehmung der Menschen bemerkte ich, als ich im Hochsommer Damen-T-Shirts trug. Sie waren unauffällig, nichts mit großartigem Ausschnitt oder wilden Drucken, aber es waren tailliert geschnittene Oberteile in Sommerfarben. Zusammen mit meiner neuen Jeans war das ein eindeutig weiblicher Look, den ich mich nur in der Innenstadt zu tragen traute, wo mich niemand kannte. Hier fiel mir zum ersten Mal auf, dass Männer mich beobachteten. Es waren immer nur Bruchteile von Sekunden, in denen ihre Augen an meinen Beinen, der Taille oder meinem Ausschnitt verweilten. Schnell drehte ich dann den Kopf zur Seite oder schaute nach unten, damit sie nicht mein männliches Gesicht sahen. Ich wollte ihr Erschrecken nicht sehen. Ihre kurzen Blicke auf meinen Körper waren für mich der Beweis, dass ich beinah als Frau durchgehen konnte. Diese Freude wollte ich mir nicht verderben.

Ich freute mich darüber, dass man mich überhaupt irgendwie wahrnahm, denn früher war ich oftmals einfach »niedergetrampelt« worden. Jetzt war man irgendwie höflicher zu mir, hielt in der Straßenbahn mehr Abstand, ließ mich zuerst einsteigen. Ich war zumindest da. Das war ich früher nicht gewesen, da hatten mich alle über den Haufen gerannt, diesen glatzköpfigen kleinen Wicht.

Als ich mir die T-Shirts kaufte, hatte ich mich sogar in die Wäscheabteilung gewagt. Ich hatte nicht vor, mir solche mit Spitze durchbrochenen Teile zuzulegen, ich wollte nur mal schauen. Ich betrachtete die BHs. Ich brauchte gewiss keinen für den zaghaften Brustansatz, den ich immer besessen hatte und der nun durch das Östrogen ein wenig gewachsen war. Zu meinem größten Erstaunen stellte ich fest, dass beinah die Hälfte aller BHs gepolstert war. Manche waren regelrecht ausgestopft.

»Die mogeln ja!« Es gab so viele Dinge in der Welt der Frauen, von denen ich absolut keine Ahnung hatte.

Auf der Arbeit trug ich weiterhin Dienstkleidung, Hosen und Jacken waren Unisex. Für den Fall, dass eine meiner Kolleginnen mich auf die neue Brille oder Uhr ansprechen würde, hatte ich mir etwas zurechtgelegt. Aber niemand tat es. Ich wusste nicht, ob aus Irritation, Unsicherheit oder einfach aufgrund der Tatsache, dass niemand außer mir diese Veränderungen wahrnahm. Ich musste also deutlicher werden, wenn ich sie vorbereiten wollte.

Ich beschloss, meine Kollegen langsam in meine Pläne einzuweihen. Einem nach dem anderen wollte ich von meinem bevorstehenden Wandel erzählen. Doch dazu sollte es nicht mehr kommen.

Kapitel 11

Das Recht auf Gerechtigkeit

Im März bekam ich einen weiteren Brief von Rechtsanwalt Dr. Groth. Er schrieb, dass es gar nicht mal so schlecht aussehen würde für mich, aber es gäbe keine vergleichbaren Fälle. Das hätte ich mir denken können. Allerdings, so schrieb der Anwalt, sei der unwiederbringliche Schaden, der mir zugefügt worden sei, eben der Verlust der Fortpflanzungsorgane, wohl am ehesten mit einem bleibenden Hirnschaden zu vergleichen, der durch handwerklichen Ärztepfusch entstanden sei. Hier könne man eine Schadensersatzsumme von gut 250 000 Euro einklagen. Er schlug mir vor, dass ich in seiner Kanzlei vorbeikommen solle, um alles Weitere zu besprechen.

»Sie wünschen?«, empfing mich Dr. Groths Rechtsanwaltsgehilfin eine Woche später.

»Ich habe einen Termin mit Dr. Groth, Thomas Völling ist mein Name.«

»Ja, bitte folgen Sie mir.« Die Kanzlei sah so aus, wie ich sie mir vorgestellt hatte: steril und amtlich.

Dr. Groth empfing mich in seinem Arbeitszimmer. Ein mittelgroßer Mann in einem grünen Anzug, der ihm etwas Waidmännisches verlieh. Dunkle Haare, ein Brillengestell, das nicht der neuesten Mode entsprach, dahinter dunkle, wache Augen. Er kam um seinen Schreibtisch herum und gab mir die Hand. »Gut, dass Sie da sind«, sagte er. Es klang echt.

Seine Robe hing auf einem Bügel an der Wand. Es gab ein Rednerpult und einen großen Spiegel. Auf dem Schreibtisch sah ich meine kopierten Papiere, meine Arztbriefe, daneben Akten mit markierten Seiten.

Nach der kurzen Begrüßung setzten wir uns, und er wiederholte im Wesentlichen, was er mir schon in dem Brief geschrieben hatte. »Das Schreiben vom Kreiswehrersatzamt könnte uns tatsächlich als Beweis dafür dienen, dass Sie nicht aufgeklärt wurden. Aber zunächst müssen wir klären: Reichen die Unterlagen, haben wir noch Zeit, lebt der Täter noch?«

»Er lebt«, antwortete ich schnell. »Das habe ich schon im Internet herausgefunden. Er hat eine eigene Internetseite. Er ist Chefarzt in einem Krankenhaus in einer kleinen Stadt am Rhein und medizinischer Gutachter für ärztliche Behandlungsfehler.«

Dr. Groth warf mir einen kurzen Blick zu und nickte, die Lippen fest verschlossen. Die bittere Ironie dieser Tatsache war ihm nicht entgangen. Ich hatte das Gefühl, dass dieser Mann meiner Geschichte Glauben schenkte.

»So, wie es jetzt aussieht, haben wir bis zum 12. August 2007 Zeit, Klage einzureichen, dann ist die Dreißig-Jahre-Frist verstrichen. Also nur noch ein halbes Jahr.«

»Und die Unterlagen? Werden sie als Beweise ausreichen?«

»Das werden wir dann sehen«, antwortete er. »Aber viel wichtiger ist: Sind Sie sich im Klaren darüber, was das bedeutet? Da wird jedes Detail ans Tageslicht kommen, die werden kein gutes Haar an Ihnen lassen, und wir werden Prozesskosten einzahlen müssen, die sich an der geforderten Schadensersatzsumme orientieren. Das können schnell mehrere Tausend Euro sein.«

»Das weiß ich. Ich will es.«

»Gut. Dann werden wir jetzt zunächst versuchen, eine außergerichtliche Einigung herbeizuführen, und sollte die scheitern, reichen wir Klage ein.«

»Einverstanden.«

Erst als ich wieder auf der Straße stand, fiel mir auf, dass er sein eigenes Honorar mit keinem Wort erwähnt hatte. Ich hoffte nur, dass alles gut ging und ich mich nicht bis an mein Lebensende verschulden würde. Aber ich wollte es unbedingt versuchen. Ich wollte, dass der Mensch, der mir das angetan hatte, dafür geradestehen musste.

Die kommenden Monate waren voll von wöchentlich neuen Informationen: Dr. Groth nahm Kontakt mit Professor M. auf und warf ihm »schwere Körperverletzung mit einem gefährlichen chirurgischen Instrument« vor.

Professor M. wehrte ab, sagte, er müsse die Akten einsehen. Er nahm sich einen Anwalt, der zurückschrieb, dass die Verjährungsfrist abgelaufen sei. Professor M.s Versicherung schrieb das Gleiche. Wir konterten, dass das nicht stimme, und so folgte ein Brief dem anderen. Die Zeit, die wir nicht hatten, zerrann uns zwischen den Fingern. Bis Mitte August mussten wir offiziell Klage einreichen, das waren nur noch wenige Wochen, und es sah nicht so aus, als ob man sich außergerichtlich einigen würde. Professor M., der durch seinen Job als Gutachter mit derlei Prozessen gut vertraut war, spielte auf Zeit. Und die wurde immer knapper.

Ich hatte auf Anraten von Dr. Groth einen Antrag auf Prozesskostenfinanzierung gestellt. Diese Hilfe kann man bekommen, wenn ein Gerichtsprozess aussichtsreich erscheint. Über die Bewilligung entscheidet ein Gremium. Im positiven Fall werden die Prozesskosten finanziert, und im Gegenzug werden von der erstrittenen Schadensersatzsumme 30 Prozent verlangt. Ein echter Wucher, aber mir war die Höhe des Schadensersatzes egal, ich wollte nur Gerechtigkeit. Das Gremium aus Rechtsanwälten und Beratern ließ sich Zeit mit seiner Entscheidung. Erst im Juli lehnte es endgültig ab. Mein Fall war ihnen zu »unsicher«. Das war alles andere als ermutigend.

Vom Klinikum Köln-Merheim kam ein Schreiben, dass meine Krankenakte nun Professor M. ausgehändigt worden sei, da dieser sie durch seinen Rechtsanwalt angefordert hatte. Ich war heilfroh, dass ich die Dokumente bereits zu einem früheren Zeitpunkt in den Händen gehabt hatte.

Erneut schrieb Dr. Groth Briefe, die auf eine außergerichtliche Einigung zielten, aber sie liefen ins Leere. Seine letzten Schreiben waren im Ton deutlich schärfer geworden: »Wir möchten jetzt zur Sache kommen«, stand dort, »und weiteres Hinauszögern« sei nicht akzeptabel.

Am Nachmittag des 8. August rief mich Dr. Groth an: »Herr Völling, wir müssen jetzt eine Entscheidung treffen. Wollen Sie die Klage einreichen?«

»Ja, sicher!«

»Wie hoch soll die geforderte Schadensersatzsumme sein?«

»Was wäre das Maximum?«

»250 000, denke ich. Das würde rund 10 000 Euro Prozesskosten bedeuten, die Sie jetzt sofort einzahlen müssten.«

»So viel Geld habe ich nicht.«

»Wie viel haben Sie?«

»Nichts.«

»Nichts?«

»Ich habe meine Lebensversicherung aufgelöst, aber das Geld wird erst im Herbst ausgezahlt.«

»Wie viel können Sie dann aufbringen?«

»Dreitausend vielleicht«, sagte ich resigniert. Bisher hatten wir nicht über Geld gesprochen. Ich hatte Angst, dass er jetzt einen Rückzieher machen würde. Es entstand eine Pause.

Aber am anderen Ende der Leitung war es nicht still, weil Dr. Groth seine Meinung geändert hatte, sondern weil er rechnete: »Bei einer Schadensersatzsumme von 100 000 Euro müssen Sie 2700 Euro Prozesskosten bezahlen. Kriegen Sie das hin?«

»Ja, aber ich habe diese Summe jetzt nicht verfügbar.«

»Ich zahle das Geld ein. Ich werde es morgen beim Landgericht Köln einzahlen und dann Ihre Akten zusammen mit unserer Klage einreichen. Heute ist Donnerstag, auf dem Postweg wird es zu knapp, denn am Montag ist unsere Frist abgelaufen. Dann können wir es vergessen. Sind Sie einverstanden?«

»Ja.«

»Gut.«

Er legte auf. Ich hatte mich noch nicht einmal bedankt. Ohne ihn wäre aus der ganzen Sache nichts geworden. Die Gerechtigkeit wäre an ein paar Tausend Euro gescheitert.

Ich schickte eine E-Mail an meine Geschwister und bat sie, mir das Geld vorzustrecken. Mir war es einfach zu peinlich, bis zum Herbst Schulden bei Dr. Groth zu haben. Sie schickten mir das Geld. Ich hatte ihnen vor ein paar Wochen bereits eine Nachricht geschrieben, in der ich ihnen von meinen Plänen berichtet hatte. Ich teilte ihnen mit, dass ich mir sicher sei, eine Frau zu sein. Dass ein Fehler, eine falsche Zuordnung, vorgelegen hätte, aber nun alles richtig werden würde und ich mit ein bisschen Glück bald Christiane wäre. Ich schrieb auch, dass ich Klage bei Gericht eingereicht hätte gegen den Chirurgen, der mich damals operiert hatte.

Ihre Antworten waren zögerlich zurückgekommen. Bei manchen dauerte es eine ganze Weile, aber es war ja auch keine leichte

Kost, was ich ihnen da offenbart hatte. Der Grundton war bei allen ähnlich: »Wenn du glaubst, dass das dein Weg ist, dann musst du ihn wohl gehen. Viel Glück.«

Manche fügten noch an, dass ich nach wie vor willkommen sei. Genauer nachgefragt hat keiner von ihnen. Ich war darüber zunächst enttäuscht gewesen, aber ich konnte es auch ganz gut verstehen. Wir kamen aus demselben Haus: Reden war keine Tugend unserer Familie – über Unangenehmes schon gar nicht. Die Ungeheuerlichkeit einer »Änderung« des Geschlechts hätte auch redseligeren Menschen als meiner Familie die Sprache verschlagen.

Nur meine große Schwester Hanne, ohne die ich damals nicht den Mut gefunden hätte, nochmals zum Arzt zu gehen, schickte ein paar persönliche Zeilen an mich – aber ich konnte sie nicht verstehen: Sie schrieb, dass ich mich damals wohl »falsch entschieden« hätte. Sie könne verstehen, dass ich diesen Fehler nun begradigen wolle. Ich fragte mich, von welcher »Entscheidung« sie sprach, hakte aber nicht weiter nach.

Einige Wochen später sollte ich erfahren, dass sie all die Jahre gedacht hatte, ich sei ordnungsgemäß in Köln aufgeklärt worden und man hätte mich vor die Wahl gestellt: Mann oder Frau.

Dr. Groth stand zu seinem Wort. Er war nach Köln gefahren und hatte die Klage persönlich eingereicht. Er sandte mir die Anklageschrift mit der Post: »Der Beklagte hat den Kläger mit einem gefährlichen (Chirurgen-)Werkzeug schwer körperlich verletzt.«

In der sechsseitigen Klageschrift fasste Dr. Groth meine Geschichte in geschliffenem Deutsch zusammen. Er zitierte die Krankenbriefe, den Pathologiebericht und auch den Wortlaut des Oberarztes an das Kreiswehrersatzamt wörtlich.

Er fasste zusammen:

»Der Beklagte hat dem Kläger also normale weibliche Organe grundlos entfernt. Mit angemessener therapeutischer Behandlung des Adrenogenitalen Syndroms hätte der Kläger, der seinerzeit dann sicherlich auch psychologischer Betreuung bedurft hätte, eine erfüllte weibliche Sexualität, das Leben einer Frau und – falls von ihm gewünscht – auch das einer Mutter erleben können ... Sein (des Beklagten) unverantwortliches medizinisch nicht gebotenes Tun und die nachfolgenden Harnröhrenkonstruktionen hatten für den völlig unaufgeklärten Kläger folgende Konsequenzen: Er litt unter chronischen, nahezu antibiotikaresistenten Harnwegsinfektionen mit Nierenbeteiligung sowie chronischen, krampfhaften Blasenentleerungsstörungen mit Restharnbildung. Es bildete sich am Körper sogenanntes ›Kastratenfett‹. Der von Natur aus weibliche Körper wurde durch den Ausfall der körpereigenen Hormonproduktion und die Gabe von Testosteron vermännlicht. Die ursprünglich weibliche Stimme vermännlichte; es bildete sich mit der Zeit eine männliche Stirnglatze und eine männliche Körperbehaarung, insbesondere Bartwuchs, und die Haut neigte durch die mannestypisch vermehrte Talgproduktion zu Akne. Aus einer nahezu gesunden jungen Frau, die bis zum Eintritt der Volljährigkeit fälschlich als Junge aufgewachsen war, wurde durch den Eingriff des Beklagten ein erheblich defekter Mann gemacht ... Über das Ergebnis der Operation und die dabei getroffenen Feststellungen ist der Beklagte niemals unterrichtet, sondern in dem Glauben gelassen worden, es sei entartetes gonadales Gewebe oder eine Art Tumor entfernt worden ... Der Kläger hat somit aufgrund des chirurgischen Eingriffs des Beklagten von 1977 bis 2006 – und darüber hinaus – ein »falsches« Leben geführt, nämlich als Frau dasjenige eines Mannes. Erfüllte Partnerschaft, gar Sexualität, die Möglichkeit, eine Familie aufzubauen, sind ihm genommen worden. Nunmehr im Alter von 48 Jahren beginnt der Kläger damit, die Frau zu werden, die er von Natur aus schon immer war – die verlorene Jugend einer Frau und das Leben einer Frau mit zwanzig oder dreißig Jahren kann ihm dies nicht zurückbringen. Es kann auch niemals wiedergutgemacht werden, was der Kläger als junger Mann im Krankenhaus erlitt: Vermessung von Becken- und Schädelumfang sowie Arm- und Beinlänge ohne irgendwelche Angaben von Gründen, die gleichsam öffentliche Vorführung vor Studenten mit der Aufforderung, sich vollständig zu entkleiden, erzwungene Ganzkörpernacktaufnahmen und Nahaufnahmen des Genitalbereichs, entstellende Operationsnarben über den gesamten Bauchbereich und im Intimbereich. Die permanente Verletzung der intimsten Privatsphäre und die Sorge, dass seine Intim- und Körperdaten einschließlich Lichtbildern in Fach- und möglicherweise auch sonstigen Publikationen und Foren zu finden sind, haben dem Kläger jegliche Unbefangenheit im Umgang mit anderen Menschen genommen. Für all dies einen angemessenen Geldausgleich zu finden fällt schwer. Bei Bezifferung wird man am ehesten an Fälle schwerster Persönlichkeitsveränderung durch Hirnschädigungen denken müssen.«

Nachdem ich das gelesen hatte, musste ich mich erst mal setzen. Das hörte sich wirklich nach einem verpfuschten Leben an – und es war mein eigenes.

Schon jetzt wurde mir unwohl bei dem Gedanken, dass ich vor Gericht womöglich noch mehr private Details preisgeben müsste. Ich war hin und her gerissen. Ich wusste, es war wichtig, meine Geschichte an die Öffentlichkeit zu bringen. Diese Grausamkeit, mit der etwas, das sich jenseits der Norm befand – ich –, auf Linie gebracht worden war, ging gegen alle Vernunft und noch schlimmer: gegen alle Menschlichkeit.

Gleichzeitig führten mir die vielen Einzelheiten meiner Vergangenheit wieder vor Augen, wie verletzlich ich war, wie sehr mich der erstaunte, neugierige, verächtliche und voyeuristische Blick der anderen geprägt hatte. Er hatte mich scheu gemacht, einen seltsamen Einzelgänger kreiert. Woher würde ich die Kraft nehmen, diese Blicke im Gerichtssaal nun wieder zu ertragen? Und dabei sollte ich auch noch kämpfen?

Zu Beginn der kommenden Woche rief mich Dr. Groth erneut an: »Es ist alles gut gegangen. Just in time, das war wirklich knapp.«

»Ich danke Ihnen.«

»Ich wollte Sie etwas fragen«, setzte Dr. Groth an. »Ich kenne eine Journalistin, die für den *Spiegel* schreibt. Was halten Sie davon, an die Öffentlichkeit zu gehen?«

»Weiß nicht. Was meinen Sie?«

»Ich denke, es kann nicht schaden, sich einmal zu treffen. Danach können Sie entscheiden, ob Sie es wollen oder nicht.«

Ich sagte ihm zu, dass ich zu einem Treffen bereit wäre, und er organisierte einen Termin mit der *Spiegel*-Redakteurin an ihrem Arbeitsplatz.

Frau B. war mir sympathisch. Sie war ungefähr in meinem Alter, ein bisschen jünger vielleicht. Sie machte einen gebildeten, aber bodenständigen Eindruck, war locker, freundlich, wenngleich ich ihre Fragen zu persönlich, irgendwie indiskret fand. Die Redakteurin wollte alles wissen und war über ein gesundes Maß hinaus neugierig. Sie war die erste Journalistin, die ich kennenlernte. Später, als beinah jeden Tag jemand von der Zeitung, dem Radio oder Fernsehen anrief, wurde mir klar, dass die penetrante Neugier wohl Voraussetzung für diesen Beruf sein musste. Die meisten blieben dabei höflich, andere weniger, manche fielen mit der Tür ins Haus, wieder andere stellten es geschickter an, und man merkte erst hinterher, was man da alles preisgegeben hatte. Zu der letzteren Sorte gehörte Frau B.

Ich war froh, dass jemand Interesse an meiner Geschichte zu haben schien, aber sie entlockte mir professionell viele Dinge, die ich gewiss niemals von allein erzählt hätte. Vielleicht war es gut so.

In ihrem Büro hatten wir uns nur kurz unterhalten, das nächste Mal wollte sie zu mir kommen: Sie wollte mein Appartement sehen und das Krankenhaus, in dem ich arbeitete. Frau B. wollte alles über den Prozess wissen, über meine Operationen und über meine Kindheit. Vor allem über meine Kindheit: »Ja, ist das denn niemandem aufgefallen? Ihre Familie, die muss doch etwas dazu gesagt haben? Ihre Geschwister, haben die denn nichts bemerkt? Da sieht man sich doch auch mal nackt.«

Meine Antworten waren für sie unbefriedigend, kaum zu begreifen. Ich denke, nur jemand, der selbst in einem strengen katholischen Umfeld der Sechziger-, Siebzigerjahre oder etwas Vergleichbarem aufgewachsen ist, hat eine Vorstellung davon, wie viele Dinge unsichtbar und unbenennbar sein können – auch, oder vielleicht gerade, innerhalb der Familie.

Bei ihrem ersten Besuch hatte ich ihr meinen Arbeitsplatz gezeigt. Nachdem wir das Krankenhaus »besichtigt« hatten, setzten wir uns auf einen Kaffee in die Cafeteria.

»Wollen wir zusammen nach K. fahren?«, fragte sie mich unvermittelt.

»Nach K.? Was wollen Sie denn da?«, entfuhr es mir.

»Mich mal umsehen. Da gibt es doch bestimmt auch noch alte Bekannte?«

»Nein, gibt es nicht«, wehrte ich ab.

»Aber Familie?«

»Meine Eltern sind tot.«

»Und die Geschwister, wo leben die?« Ich hatte wirklich keine Lust, nach K. zu fahren. Mir war klar, worauf sie hinauswollte.

»Die sind in alle Himmelsrichtungen verstreut.«

»Und ist K. auch so eine Himmelsrichtung?« Genau das meinte ich: Am Ende kriegen sie immer raus, was sie wissen wollen. Zumindest bei Menschen, die schlecht lügen können, wie es auf mich zutraf.

Ich wollte meine Geschwister nicht damit belasten. Ihre Antworten auf meine E-Mail waren so zurückhaltend gewesen. Sie wollten mit der ganzen Sache nichts zu tun haben. Aber ich antwortete wahrheitsgemäß: »Ja, meine kleine Schwester Brigitte und mein älterer Bruder Martin leben in K.«

»Könnten wir uns K. nicht gemeinsam ansehen, damit ich eine Vorstellung von Ihrer Heimat bekomme – und dann mal bei denen vorbeischauen?« Ich sah sie skeptisch an, aber sie fuhr ungerührt fort: »Ich meine, nur für ein paar kurze Fragen. Ganz unaufwendig. Nichts Großes.«

Nichts Großes – sie hatte keine Ahnung.

Schon seit Jahren hatte ich bis auf die E-Mail kaum ein Wort mit meinen Geschwistern gewechselt. Nur mit meinem großen Bruder Bernhard, der in der Nähe von Düsseldorf lebte, hatte ich hin und wieder Kontakt. Seit dem Tod meines Vaters Mitte der Achtzigerjahre waren wir alle unsere eigenen Wege gegangen. Wir telefonierten selten, schrieben uns nicht, Familienfeiern oder Treffen gab es kaum. Jeder machte sein eigenes Ding, und man nahm an, dass, solange man nichts voneinander hörte, wohl alles so weit in Ordnung sei.

»Da machen die nicht mit«, sagte ich ihr, aber sie ließ nicht locker.

»Würden Sie sie denn mal fragen?« Diese Frau gefiel mir, weil sie so hartnäckig war, aber sie konnte einem auch ganz schön auf die Nerven gehen.

»Ich werde sie anrufen.« Ich gab mich geschlagen und dachte noch, während ich sprach: Warum mache ich das eigentlich mit? Das ist jetzt wirklich das Letzte, was ich brauche.

Aber irgendwie hatte mich die Neugier von Frau B. angesteckt. Was würden meine Geschwister auf ihre Fragen antworten? Würden sie etwas über meine Kindheit erzählen? Waren sie überhaupt bereit, irgendetwas dazu zu sagen? Ich bezweifelte das stark.

Mein Bruder wehrte auch sofort ab: »Warum machst du das? Was willst du denn beweisen? Auf mich kannst du da nicht zählen!« Ich war enttäuscht, wenngleich ich genau diese Reaktion erwartet hatte.

Auch meine Schwester, die mir in Kindertagen so nahegestanden hatte, verneinte zunächst: »Was will die denn hier? Ich habe dazu überhaupt nichts zu sagen. Du warst und bist mein Bruder Thomas, was soll das Ganze also?«

»Ja, vielleicht will sie ebendas hören?«, antwortete ich unsicher.

»Wie lange wird das dauern? Wir haben hier auch unsere eigenen Sorgen am Hals, weißt du.«

»Sie sagt, es geht ganz schnell.« Ein Weile schwiegen wir beide ins Telefon.

»Na dann, meinetwegen.«

»Ja, dann komme ich nächste Woche Mittwoch mit ihr vorbei. Ich rufe dich an, wenn wir auf dem Weg sind.«

Mir war nicht wohl bei der Sache. Ganz und gar nicht wohl.

Als wir in Frau B.s Kombi am Ortseingangsschild von K. vorbeirauschten, wurde mir regelrecht übel. Warum hatte ich mich bloß auf diesen »Ausflug« eingelassen? Was sollte ich ihr denn

1/1

zeigen? Das ist die Kirche, in der ich auf den Namen Thomas ge-
tauft wurde? Das ist die Grundschule, in der ich jahrelang schika-
niert wurde? Das die Praxis von Arzt S.?

Ich hatte keine Ahnung, ob es die Gebäude und Menschen
überhaupt noch gab. Frau B. war zuzutrauen, dass sie überall
klingeln würde, um einen alten Schulkameraden ans Tageslicht
zu zerren. Sie hatte tatsächlich auch schon versucht, mit meinem
zukünftigen Gegner vor Gericht, Professor M., ins Gespräch zu
kommen. Aber sie war auf Granit gestoßen.

Wir parkten bei der Kirche, stiegen aus und strichen durch
den Ort. Ich betete, dass uns niemand begegnen würde – erstens,
weil ich Angst hatte, dass mit Frau B. dann die Pferde durchgehen
würden, und zweitens, weil ich mich mit meiner weiblichen Frisur hier so unwohl fühlte wie noch nie.

In meinem täglichen Leben hatten sich alle mit meinem äußeren Wandel gut arrangiert. Es hatte keine schlimmen Szenen gegeben. Aber wenn mir hier ein alter Lehrer, eine Verwandte väter-
licherseits oder der Pfarrer über den Weg laufen sollte, dann würde
ich ins Gebüsch springen und Frau B. mit mir reißen.

Sie sah sich interessiert nach allen Seiten um: »Ist ja hübsch
hier. Idyllisch.«

Mein Gott, dachte ich bei mir, die hat ja keine Ahnung! Tatsächlich war aber auch mir aufgefallen, dass dieses mir verhasste
Fleckchen Erde für andere Menschen anziehend wirken musste.
Bei vielen Privathäusern steckten Schilder in den gepflegten Vor-
gärten mit der Aufschrift »Zimmer zu vermieten«.

Im Schaufenster eines Immobilienmaklers, wo früher ein kleiner Bäcker gewesen war, stand in großen Lettern: »Wohnen Sie da,
wo andere Urlaub machen!«

Urlaub in K. Mir erschien das absurd, etwa so wie: »Entspan-
nen Sie sich im Einzelvollzug!« Ich versuchte, K. ohne meine Er-

innerungen zu sehen, die negative Brille abzusetzen, um den mir verborgenen Reiz wahrnehmen zu können, aber es gelang mir nicht.

Ich war sehr aufgeregt, denn der bevorstehende Besuch bei meiner Schwester machte mir Angst. Am liebsten hätte ich das Ganze in letzter Sekunde abgeblasen, so kühl war Brigittes Stimme gewesen, als ich sie von unterwegs mit dem Handy angerufen hatte.

»Ja, wollen wir dann jetzt zu Ihrer Schwester fahren?«, fragte die Redakteurin wie auf ein Stichwort.

»Wir können zu Fuß gehen, es ist nicht weit.«

Meine Schwester lebte mit ihrem Mann unweit meines Elternhauses. Als wir an diesem vorbeikamen, warf ich kaum einen Blick darauf, weil ich Angst hatte, dass Frau B. es dann fotografieren würde. Das hätten mir meine Geschwister nie verziehen, denn bei aller Idylle, die anscheinend von K. ausging, war mir sofort nach dem Aussteigen klar, dass sich die engen dörflichen Strukturen nicht verändert hatten: Das Starren der Leute auf das fremde Kennzeichen, als wir uns einen Parkplatz nahe dem Kirchplatz suchten, das Gaffen hinter Gardinen, schnell den Müll rausbringen, um einen Blick auf die Fremden zu erhaschen – alles war beim Alten.

Ich klingelte, und Brigitte machte uns auf. Sie begrüßte uns mit einem schlichten »Hallo«. Kein Wort über meine Haare. Sie fragte mich, wie es mir gehe. »Gut, danke. Und dir?« – »Auch gut, danke.« Wir setzten uns im Wohnzimmer auf das Sofa. Ich wusste, dass es ein Fehler gewesen war, hierherzukommen.

Frau B. muss die angespannte Stimmung gespürt haben, aber sie war hierher gefahren, um Fragen zu stellen, und das tat sie: erst vorsichtig, dann immer forscher. Ich wäre am liebsten im Erdboden versunken.

Brigitte saß uns auf einem Sessel gegenüber und antwortete einsilbig, widerwillig. Sie tat mir leid. Warum hatte ich sie da mit reingezogen. Sie wiederholte immer wieder, was sie zu mir schon am Telefon gesagt hatte: »Für mich war Thomas eben Thomas ... Nein, ich habe nie daran gezweifelt, dass er ein Junge war. Warum hätte ich das tun sollen? Weil wir zusammen spielten? ... Nein, von Diskussionen innerhalb der Familie weiß ich nichts ... Wir haben Konflikte vermieden. Es wurde überhaupt nicht viel gesprochen.«

Ich konnte kaum mit ansehen, wie unwohl ihr das Ganze wurde: »Wir müssen ja noch zurück nach Düsseldorf, ich denke wir sollten uns langsam auf den Weg machen ...«, sagte ich deshalb eindringlich zu meiner Begleitung.

»Ja, gewiss«, antwortete sie und sah mich etwas schuldbewusst an. Sie wusste, dass das hier zu weit ging.

Die Türglocke schellte, und meine Schwester stand irritiert auf, um zu sehen, wer draußen war. Sie erwartete offenbar niemanden. Ich hörte, wie sie im Flur mit jemandem sprach, ich erkannte die Stimme meines Bruders Martin.

Brigitte kam mit ihm zusammen zurück ins Wohnzimmer. Ich freute mich, ihn zu sehen, wenngleich ich wirklich erstaunt war, dass er sich zu diesem Termin einfand. Er gab mir die Hand und nickte freundlich, dann setzte er sich auf den noch freien Sessel, und die *Spiegel*-Redakteurin nutzte die unverhoffte Gelegenheit, um doch noch etwas über meine verkorkste Kindheit in Erfahrung zu bringen. Aber auch Martin konnte ihr nicht weiterhelfen. Lediglich auf die Frage, ob ihm denn nie aufgefallen sei, dass es mir gesundheitlich schlecht ging, antwortete er bejahend: »Es war ja ständig der Arzt im Haus wegen Thomas' Bauchschmerzen. Daran erinnere ich mich. Ich habe schon gedacht, dass er vielleicht etwas Ernstes hat. Aber da dachte ich an eine Magenkrankheit oder Ähnliches.«

Ob es das war, was Frau B. sich erhofft hatte? Bestimmt nicht, aber ich hatte sie gleich gewarnt, dass meine Geschwister dazu nichts zu sagen haben würden.

Wir fuhren zurück nach Düsseldorf. Frau B. schrieb ihren Artikel für die dritte Novemberausgabe des *Spiegels*. Bis dahin waren es noch gut vier Wochen. Dann würde man meine Geschichte öffentlich nachlesen können. Mir wurde schwindelig bei diesem Gedanken. Ich hatte doch mein ganzes Leben lang versucht, mich zu verstecken. Ich würde dort Christiane Völling genannt werden. Es würde ein Foto von mir in dem Magazin sein. Auch eines von mir als Kind, auf dem Arm meines Vaters, den sie unkenntlich gemacht hatten. Das wenige, was meine Geschwister preisgegeben hatten, würde Frau B. zitieren. Meinen Geschwistern würde das nicht gefallen:»Warum hast du uns da mit reingezogen?«, würden sie mich fragen.»Warum bist du überhaupt nach K. gekommen? Wir müssen doch hier leben.«

Gleichzeitig hatte ich so viel um die Ohren: Der Gerichtsprozess war angelaufen, und die Gegenseite hatte beantragt, die Klage zurückzuweisen:»Die Behandlung des Klägers ist dem Beklagten nicht mehr erinnerlich«, hieß es. Weiterhin sei die Aktenlage unvollständig.

Sie drehten das Blatt um und zogen das psychiatrische Gutachten aus den Akten, das seinerzeit der seltsame Psychosomatiker in Köln-Merheim über mich angefertigt hatte, nachdem ich ihm gesagt hatte, was für Figuren ich aus seinen Tintenklecksbildern erkannt hatte. Er war zu dem Schluss gekommen, dass ich mich vollständig als Mann sozialisiert hatte, was auch mit meinem, nach seiner Einschätzung, maskulinen Erscheinungsbild einherging. Meine dokumentierten Suizidgedanken wurden dahingehend ausgelegt, dass ich die Vorstellung, weibliche Anteile zu besitzen, nicht hätte ertragen können.

Sie behaupteten, man müsse davon ausgehen, dass vor einem derart schwerwiegenden Eingriff alles gründlich besprochen worden sei – auch wenn es keine Dokumente mehr gäbe, die diese Aufklärung belegten. Des Weiteren sei Professor M. nur als chirurgischer Konsiliararzt hinzugerufen worden. Selbst wenn er das Messer geführt haben sollte, woran er sich aber nicht mehr erinnere, habe er nach Anweisungen der Internisten gehandelt.

Ich war verzweifelt, als ich das las. Die konnten ja ebenso gut und deutlich formulieren wie Dr. Groth. Sie schrieben gleichsam eine plausible Version auf – aber sie war falsch, sie war gelogen, verdreht. Niemand würde mir glauben. Man würde mich vorführen wie einen armen Irren oder eine arme Irre – oder ein armes Irres? Ich wusste gar nichts mehr.

Mitte Dezember sollte der erste Verhandlungstag sein. Gleichzeitig zog sich der Antrag auf Personenstandsänderung endlos hin. Auch von der Krankenkasse hatte ich nichts wieder gehört. Ständig beriet ich mich mit Dr. Groth. Das alles wuchs mir langsam über den Kopf.

Auf der Arbeit war ich so froh, mich auf einem Terrain zu bewegen, auf dem ich mich sicher fühlte, dass ich keine Kraft fand, auch hier noch für Gefühlschaos zu sorgen und anstrengende Erklärungen abzugeben. Aber mir war klar, dass der *Spiegel*-Artikel nicht unbemerkt bleiben würde. Der *Spiegel* wurde hier im Krankenhaus am Kiosk verkauft. Wenn meine Kollegen und vor allem meine Vorgesetzte Doris das unvermittelt lesen würden, konnte es Ärger geben. Es wäre unfair, sie nicht vorher einzuweihen. Außerdem würde ich freie Tage für den Gerichtsprozess beantragen müssen. Es führte also kein Weg daran vorbei – zumindest mit Doris musste ich reinen Tisch machen.

»Kann ich dich kurz sprechen?« Zaghaft streckte ich meinen Kopf durch die halb geöffnete Tür von Doris' Büro.

»Ja klar, Thomas, was gibt's denn?«

Ich trat ein und wusste nicht recht, wie ich beginnen sollte. Wir hatten ein gutes Verhältnis, aber das, was ich ihr zu sagen hatte, ging weit über den Inhalt unserer sonstigen Gespräche hinaus.

»Ja, also, ich … ja, weißt du …« Doris sah mich aufmerksam an und schob sich dabei ihre Brille zurück ins Haar.

»Willst du dich vielleicht einen Moment setzen?«

»Ja, gern.« Ich setzte mich. Doris stand von ihrem Schreibtisch auf und schloss die Tür. Als sie sich wieder gesetzt hatte, fragte sie: »Wo drückt der Schuh?«

»Also, du erinnerst dich bestimmt … vor ein paar Monaten, da habe ich dich doch gebeten, mir zu helfen, einen Anwalt zu finden …«

»Ja, ich erinnere mich … Und?«

»Den habe ich gefunden.«

»Schön.«

»Also, er vertritt mich in einer Sache, in der Ärztepfusch bei mir gemacht wurde. Du weißt ja, dass ich das Adrenogenitale Syndrom habe, deshalb kann ich ja keine Nachtschichten arbeiten und habe den Behindertenausweis.«

»Ja, Thomas, das weiß ich. Hat dein Gerichtsverfahren Aussicht auf Erfolg?«

»Das weiß keiner. Es ist außergewöhnlich, weißt du … es gibt keinen einzigen vergleichbaren Fall.« Jetzt musste ich raus mit der Sprache: »Man hat mich als Kind dem falschen Geschlecht zugeordnet. Ich bin kein Mann. Ich war eigentlich immer eine Frau. Aber Ärzte haben an mir herumoperiert und mir Testosteron gegeben, obwohl sie alle längst wussten, dass ich kein Mann bin. In den Siebzigerjahren hat mir ein Chirurg die inneren weiblichen Geschlechtsorgane ohne Erlaubnis, ohne Aufklärung entfernt. Der hat mich kastriert. Den Mann bringe ich jetzt vor Gericht.«

Während meines kurzen Monologs waren ihre Augen immer größer geworden. Als erste Antwort brachte sie nicht viel mehr als ein erstauntes »Puh!« heraus.

»Ich weiß, das ist alles viel, aber ich habe immer gewusst, dass etwas mit mir nicht stimmt. Ich habe immer wieder geglaubt, dass ich eigentlich eine Frau bin. Egal was jetzt kommt, ich werde zukünftig als Frau leben. Ich habe Anträge auf eine Änderung meines Namens und meines Geschlechts gestellt. Ich habe die Krankenkasse um Kostenübernahme für eine Operation zur Frau gebeten. Das alles läuft nun seit eineinhalb Jahren. Ich sage es dir jetzt, weil im nächsten Monat ein *Spiegel*-Artikel über mich erscheinen wird.«

Ihre Augen waren noch größer geworden. Es war weder Ablehnung noch Unverständnis in ihnen, nur Erstaunen. Ich hatte alles gesagt. Jetzt war sie am Zug. »Willst du einen Kaffee?«, fragte sie nach einer kleinen Pause. Ich nickte, sie holte uns zwei Tassen von der Kaffeemaschine und setzte sich wieder. »Puh!«, machte sie noch einmal, aber dann ging sie es von der praktischen Seite an, ganz wie es ihrer Art entsprach: »Wie willst du denn dann heißen?«

»Christiane.«

»Das ist hübsch.« Sie sah mich an, nickte und lächelte. Eine Weile sagten wir beide nichts und nickten uns nur ein wenig unsicher an.«

»Tja, was soll ich dazu sagen? ... Ganz ehrlich ... ich habe damit kein Problem. Ich hoffe, dass du vor Gericht damit durchkommst. Wann ist der Gerichtstermin?«

»Am 12. Dezember.«

»Dann brauchst du frei?«

»Ja, bitte.«

»Kein Problem.«

»Danke.«

Ich stand auf und wollte gehen. Als ich gerade die Klinke herunterdrückte, sprach sie mich noch einmal an: »Weißt du, Thomas, ich war ja früher Kinderkrankenschwester. Wir hatten das öfter ... ich meine, Kinder, bei denen man nicht wusste, ob es Jungen oder Mädchen sind. Die Kinder waren ja sonst meist gesund, und wir haben sie den Eltern mit nach Hause gegeben. Dann hat man vielleicht noch mal kurz mit einer Kollegin darüber gesprochen, aber ehrlich ... ich habe mich eigentlich nie wirklich gefragt, was dann weiter mit ihnen passiert ... als Erwachsene, meine ich ... Ich wünsche dir alles Gute, ehrlich.«

Ich war glücklich darüber, dass ich es nun hinter mir hatte. Noch glücklicher war ich über Doris' unaufgeblasene, menschliche Reaktion. Von ihrer Fürsprache hing viel ab, die anderen würden sich hoffentlich an ihrem Verhalten orientieren.

Das bestätigte sich einige Tage später, als ich den Stationsleiter Karsten zur Seite nahm und ihn aufklärte.

»Für mich bleibst du derselbe Mensch«, war seine schlichte und ehrliche Antwort.

Als der Artikel erschien, war ich dennoch total aufgelöst und hätte mich beinah nicht zur Arbeit getraut. Vielen meiner Kollegen hatte ich noch kein Wort gesagt.

Als ich frühmorgens auf dem Weg zur Station war, sah ich das Paket *Spiegel* vor dem Kiosk liegen. Ich kaufte mir einen und war peinlich berührt, aufgebracht, beschämt, stolz, als ich mein Bild in der Zeitschrift sah. Schnell überflog ich die Zeilen. Die Redakteurin hatte mir ihren Artikel vor dem Druck zur Ansicht vorgelegt. Dennoch war es etwas völlig anderes, ihn nun veröffentlicht zu sehen.

Von meinen Kollegen sprach mich niemand auf den Artikel an, vielleicht hatten sie ihn nicht gelesen. Vielleicht wussten sie genauso wenig wie ich, wie wir anfangen sollten, darüber zu sprechen. Nur Doris rief mich zu sich in ihr Büro: »Herzlichen Glückwunsch! Das war mutig.«

»Danke«, brachte ich verlegen hervor.

»Ich verstehe sehr gut, dass du als Frau leben möchtest, als Christiane. Aber solange die Personenstandsänderung noch nicht durch ist, wäre es besser, wenn du hier namentlich zunächst Thomas bliebest. Ist das in Ordnung?«

»Ja, sicher.«

»Es sind eher juristische Gründe.«

»Ich verstehe das absolut.« Das Gleiche besprach ich auch mit der Stationsleitung. Zunächst sollte alles so bleiben, wie es war. Alles Weitere würde man sehen, wenn mein Namenseintrag offiziell geändert war.

Ich war ihnen für ihre pragmatische Herangehensweise dankbar, sie machten nicht viel Aufsehen um die Sache. Ich war froh, dass sie mich ernst nahmen und nicht für verrückt hielten.

Als ich den Termin des ersten Verhandlungstages erfahren hatte, schrieb ich an die Selbsthilfegruppe der XY-Frauen, dass sie gern zum Gericht kommen könnten. Ich wusste, es interessierte einige, denn es gab Hunderte mit ähnlichen Schicksalen. Das hatte ich auf dem Treffen im Spessart erfahren.

Kurz nachdem ich diese Einladung ausgesprochen hatte, meldete sich eine junge Frau aus der Schweiz bei mir. Sie hieß Daniela und hatte über die Selbsthilfegruppe von meinem Prozess gehört. Sie rief mich an und erzählte mir ihre Geschichte. Auch sie hatte erst im Erwachsenenalter aus den Krankenakten von ihrer Operation erfahren. Ihre Eltern hatten stets geschwiegen. Sie hatte einen männlichen XY-Chromosomensatz, war aber sonst als Mädchen entwickelt, ihre innen liegenden Hoden hatte man ohne ihr Wissen entfernt. Nun hatte sie in der Schweiz den Verein »Zwischengeschlecht« mitbegründet, und sie und ihr Freund wollten Demonstrationen im Umfeld der Prozesstage organisieren. Ich war etwas erstaunt darüber, dass diese Frau, die ich noch nie gesehen hatte, so starken Anteil an meinem Vorhaben nahm. Sie erklärte mir, dieser Prozess könne eine Signalwirkung haben. Es würde vielen Mut machen, wenn sich jemand so der Öffentlichkeit stellen würde. Sollte ich verlieren, so würde man das als Verletzung der Menschenrechte öffentlich anprangern. Sollte ich gewinnen, dann wäre ein Präzedenzfall für Deutschland geschaffen, der viele Intersexuelle mobilisieren könnte.

So hatte ich die Sache bisher noch nicht gesehen. Ich führte hier meinen persönlichen Kampf. Plötzlich wurde mir klar, dass diese Sache größere Kreise ziehen konnte, als ich geahnt hatte. Ich stimmte ihrem Vorhaben zu. »Wenn du wirklich glaubst, dass das so viele interessiert, warum nicht?«, sagte ich zu ihr.

In der Folgezeit hielt sie mich auf dem Laufenden, was sie und ihr Freund alles unternommen hatten. Regelmäßig sah ich auf ihrer Internetseite, wie sie die Entwicklung meines Gerichtsverfahrens dokumentierte, die Öffentlichkeit über die rechtlichen Hintergründe aufklärte und zu Demonstrationen aufrief. Daniela schrieb auch die großen Menschenrechtsorganisationen an, aber da rührte sich nichts. Vermutlich gab es für uns keine Abteilung.

Der erste Verhandlungstag war auf den 12. Dezember festgelegt worden. Kurz vorher traf ich mich mit Dr. Groth in seinem Büro, um die Details zu besprechen. Ich erzählte ihm von meinem Gespräch mit Daniela.

»Es kann gar nicht schaden, wenn die Öffentlichkeit davon Kenntnis nimmt«, sagte er in seiner sachlichen Art.

»Glauben Sie, dass sich jemand dafür interessieren wird?«

»Nach dem, was Frau B. über die Resonanz auf den *Spiegel*-Artikel erzählt hat, nehme ich das an, ja.«

Langsam wurde mir unheimlich zumute; es war, als hätte ich ein Schwungrad nur zufällig berührt, und als ich sah, dass es tatsächlich beweglich war, hatte ich es zaghaft angestoßen – nun war es zum Perpetuum mobile geworden.

Dr. Groth begann, mir die juristischen Einzelheiten darzulegen: »Es handelt sich um einen Zivilprozess, keinen Strafprozess. Sie müssen da nicht anwesend sein.«

»Das möchte ich aber.«

Ich wollte hören, wie Professor M. und seine Anwälte sein damaliges Handeln erklärten. Da wollte ich persönlich dabei sein. Vielleicht wollte ich ihn sogar direkt nach seiner Rechtfertigung fragen: Warum haben Sie das getan?

»Wenn Sie da erscheinen, dann kann das Gericht Sie aber auch ins Verhör nehmen, das muss Ihnen klar sein.«

»Ja. Ich werde mich darauf vorbereiten.« Tatsächlich hatte ich schon einige Seiten aufgeschrieben. Eine sehr persönliche Anklage.

»Aber wahrscheinlich passiert dort gar nicht viel«, fuhr Dr. Groth fort. »Üblicherweise werden die Anklage und die Klageerwiderungsschrift diskutiert. Man prüft, ob alles da ist, dann legt man vielleicht einen neuen Verhandlungstermin fest. Schlimm wäre es, wenn die Klage abgewiesen würde, wie die Gegenseite es fordert.«

»Das wäre wirklich schlimm«, pflichtete ich ihm bei und spürte, wie mein Mund ganz trocken wurde bei diesem schrecklichen Gedanken. Das durfte nicht geschehen.

»Dann treffen wir uns also am 12. Dezember im Gericht«, schloss Dr. Groth.

Das war noch gut vierzehn Tage hin, und ich wusste nicht, wie ich bis dahin meine Aufregung unter Kontrolle halten sollte.

Was die Sache nicht besser machte, war, dass in den kommenden zwei Wochen immer wieder das Telefon klingelte und Presseleute dran waren. Woher hatten die meine Nummer? Sie wollten Interviews für die Zeitung, für das Radio oder fürs Fernsehen. Einige von ihnen kündigten sich für den Prozesstag an. Mir war nicht ganz wohl bei dem Gedanken, dass man mich in meiner Aufregung auch noch filmen und fotografieren wollte.

Ich war froh, als das Telefon klingelte und ausnahmsweise kein Journalist am anderen Ende war: »Hallo, Thomas, ich bin's, Bernhard.«

Ich hatte meinen Geschwistern den Termin des Verhandlungstages schon vor Wochen mitgeteilt, aber keiner hatte sich gemeldet. Deshalb war ich nun erstaunt, meinen älteren Bruder, der ganz in der Nähe von Düsseldorf wohnte, am Apparat zu haben. In den vergangenen Jahren, die ich wieder im Rheinland lebte, hatten wir zunächst öfter telefoniert und uns schließlich auch getroffen. Nun sahen wir uns alle paar Wochen einmal.

»Hallo, wie geht's?«, fragte ich ihn.

»Gut, danke. Sag mal, wegen dieser Sache ... deinem Gerichtsprozess, meine ich ... Soll ich dich zum Gericht fahren?«

»Gern.« Ich freute mich über sein Angebot. Es konnte nicht schaden, eine vertraute Person in der Nähe zu haben.

»Ich hole dich ab. Um wie viel Uhr?«

»Um acht Uhr morgens wäre gut.«

»Gut, um acht bin ich da.«

»Danke, Bernhard.«

»Ja, gut. Tschüs.«

Der 12. Dezember war ein kalter, stürmischer Tag. Ich stand auf, duschte, zog mich an. Essen konnte ich nichts. Schon um sieben Uhr saß ich steif auf meinem Sofa und wartete, dass Bernhard endlich unten klingeln würde. Um Punkt acht ertönte die schrille Klingel, und ich schoss hoch, schnappte mir meinen Rucksack und fuhr mit dem Fahrstuhl nach unten.

»Na, Thomas, aufgeregt?«, empfing mich Bernhard. Seine Worte wurden von kleinen Wölkchen begleitet, so kalt war es.

»Ja, sicher.«

»Ich auch«, antwortete er und lächelte mich an. Ich freute mich wirklich, dass er mich begleitete.

Wir fuhren nach Köln. Bernhard ließ mich vor dem Landgericht aussteigen und fuhr dann weiter, um einen Parkplatz zu suchen. Es war saukalt. Ich zog meine Mütze tief ins Gesicht, stellte den Kragen meiner Windjacke hoch und ging über den großen Vorplatz auf die Drehtüren des Eingangs zu. Ein eisiger Fallwind wehte um das hohe Gebäude und zerrte an meiner Jacke. Kurz blickte ich auf – was für ein hässlicher Klotz! Ein übertrieben zweckmäßiger Verwaltungsbau, der eine Nummer zu groß geraten war. Er sah aus, wie aus einem Stück Beton gegossen. Hier sollte also Recht gesprochen werden. Ich holte tief Luft und stapfte weiter.

Erst jetzt bemerkte ich eine Gruppe von Menschen, die vor dem Gebäude in der Kälte standen. Über ihren Winterjacken trugen viele von ihnen ein weißes T-Shirt, auf dem etwas in roter Schrift geschrieben stand. Ich beachtete sie nicht weiter und drängte mich an ihnen vorbei, um in das Gebäude zu gelangen.

»Christiane? Mensch, Christiane!«, hörte ich plötzlich eine Frauenstimme mit Schweizer Akzent hinter mir. Ich drehte mich um und blickte in das offene Lächeln einer jungen Frau. »Ich bin's, Daniela.« Ich sah sie irritiert an und blickte dann in die Runde. Das waren bekannte Gesichter! Es waren Gesichter vom Treffen der XY-Frauen. Ich sah auf ihre T-Shirts. »Menschenrechte auch für Zwitter« stand darauf; dazu das Symbol, das aus einem Kreis besteht, der nach oben rechts einen Pfeil und nach unten ein Kreuz hat: das Symbol für »Zwitter«.

Daniela hatte ein Banner mit dem gleichen Spruch gemalt. Sie und ihr Freund entrollten es, und der Wind, der um das Gebäude zog, zerrte sogleich wütend an dem Stoff.

»Wahnsinn ... danke ...«, rief ich gegen das laute Flattern des Plakats an. Damit hatte ich nicht gerechnet. Ich war zutiefst gerührt, dass sie alle hier erschienen waren, um mir Beistand zu leisten. Dankbar blickte ich in ihre rot gefrorenen Gesichter.

Hoffentlich sind sie nicht enttäuscht, wenn ich verliere, schoss es mir durch den Kopf. Ich begrüßte alle nacheinander und war so glücklich, dass sie da waren. Daniela hatte es angekündigt, aber erst jetzt glaubte ich wirklich daran. Glaubte, dass ich nicht allein war. Ich fühlte es, als ich ihre kalten Hände drückte. Wir standen im zugigen Eingang des Gerichts, und alle wünschten mir Glück.

Immer wieder hasteten Leute an uns vorbei, die interessiert zu uns schauten. Besonders zu mir. So kam es mir vor, denn kaum drehte ich mich um, sah ich schon eine neugierige Miene oder Fotokamera auf mich gerichtet. Aus den Augenwinkeln nahm ich wahr, wie ein Mann mit geschulterter Kamera durch die Drehtür nach innen ging, gefolgt von einer jungen Frau in einem viel zu dünnen Trenchcoat. Ich schaute auf die Uhr und erschrak: Nur noch fünf Minuten, bis die Verhandlung beginnen sollte!

»Ich muss los«, sagte ich knapp und sauste durch die Drehtür.

Aber ich kam nicht weit. Kaum hatte ich die Vorhalle betreten, prasselte ein Blitzlichtgewitter auf mich nieder. Ich sah Fotografen, mehrere Kamerateams und Journalisten mit Blöcken, Aufnahmegeräten und Mikrofonen mit den Aufschriften der Sender. Die Frau im Trenchcoat hielt mir als Erste ein Mikro unter die

Nase: »Frau Völling, was erwarten Sie sich von dem heutigen Tag?«

»Dass ich ... recht ... bekomme«, stammelte ich überrumpelt.

»Wie fühlen Sie sich?«, fragte einer ihrer Kollegen, der sie zur Seite gedrängt hatte.

»Ich bin etwas ... aufgeregt und ... spät dran.« Ich war schockiert von diesem Ansturm. Wie sollte ich hier rauskommen, sie standen im Kreis um mich herum und verschlossen den Weg zum Treppenhaus. Immer neue Gesichter erschienen vor mir und stellten mir ihre Fragen. Ich antwortete einsilbig, und es kam mir vor, als hörte ich meine eigene Stimme von fern. Sie war gedämpft, als hätte ich Watte in den Ohren. Gleichzeitig rauschte mir das Blut so laut in den Adern, dass ich nicht sagen konnte, wer mehr Getöse veranstaltete, die Menge um mich herum oder mein eigener Körper.

Die Auslöser der Kameras klickten unaufhörlich. Ein Fotoblitz jagte den anderen. Ich geriet beinah in Panik. Das Geräusch, dieses schreckliche »Klick« der Kameras, machte mich völlig fertig, denn es hatte sich seit den Nacktaufnahmen im Krankenhaus in mein Gedächtnis gebrannt. Sobald ich in die Nähe einer Kamera kam, zog sich sofort alles in mir zusammen. Ich fühlte mich nackt, begafft, hilflos, sobald sich ein Objektiv auf mich richtete – und jetzt waren es mindestens fünfzig. Am liebsten wäre ich weggelaufen, schreiend, mit den Händen vor dem Schoß. Das ging aber nicht. Ich wollte einen Gerichtsprozess führen. Niemand hatte mich gezwungen, an die Öffentlichkeit zu gehen. Ich war aus freien Stücken hier, hatte es selbst so gewollt.

Aber warum waren all die Journalisten hier? Weil sie Anteil nahmen an meinem Schicksal? Oder weil sie einen Freak sehen wollten, weil ihr moderner Jahrmarkt mich als Kuriosität ausstellen wollte?

Ich wollte Bernhard suchen und in sein Auto springen. Er sollte mich nach Hause fahren, ich würde die Tür zuziehen und alles vergessen. Aber draußen standen Menschen in der Kälte, die sich T-Shirts bedruckt hatten, um mich zu unterstützen und um der Welt zu zeigen, dass es uns gab und wir das Recht hatten, allein über unsere Körper zu entscheiden.

Ich war es mir und ihnen schuldig, nicht wegzulaufen.

Wenn ich einfach zur Sicherheitsschleuse vor dem Treppenhaus gehen würde, mussten sie mir doch den Weg frei machen? Augen zu und durch, sagte ich mir und presste entschlossen meinen Rucksack vor den Bauch. Ich marschierte los, und tatsächlich teilte sich die Menge vor mir, um sich nach mir wieder zu schließen und sich an meine Fersen zu heften.

Aber ich hatte nur einen kleinen Rucksack, den die Sicherheitsbeamten durchsuchen mussten, bevor sie mich ins Innere des Gebäudes ließen. Die Presseleute hatten Taschen mit allen möglichen technischen Geräten – das dauerte. So war ich sie wenigstens für den Moment los.

Ich huschte durch die Schleuse und rannte zum Fahrstuhl. Außer Atem betrat ich den Gerichtssaal. Da saß meine Unterstützung schon: Die meisten der Demonstranten hatten sich bereits hierher begeben, als ich noch mit den Journalisten beschäftigt war.

Ich blickte mich um und sah Dr. Groth in einer Bank an der Seite sitzen, erleichtert nickte er mir zu und winkte mich eilig zu sich heran: »Na, Sie haben ja die Ruhe weg«, empfing er mich. Ganz und gar nicht, dachte ich, war aber zu sehr außer Atem, um etwas sagen zu können. Ich rutschte zu ihm auf die Bank.

»Wenn die Richter den Raum betreten, stehen wir gemeinsam auf«, instruierte er mich. Ich nickte nur hektisch und hielt mich immer noch an meinem Rucksack fest.

Nach und nach kamen die Presseleute ebenso abgehetzt wie ich in den Gerichtssaal gepoltert. Wieder begannen sie zu fotografieren und zu filmen.

Auch die XY-Frauen wurden belagert, aber die schienen das in Ordnung zu finden. Sie hatten sich wohl im Vorfeld klargemacht, dass ihr Erscheinen hier unweigerlich auch einen Schritt in die Öffentlichkeit bedeutete.

»Wo kommen die denn alle her?«, fragte Dr. Groth staunend und sah irritiert in die Objektive, die sich nun direkt vor unserem Tisch aufbauten. Er war so früh hier gewesen, dass er das Spektakel in der Halle verpasst hatte.

»Keine Ahnung«, antwortete ich wahrheitsgemäß. Dr. Groth sortierte beinah verlegen seine Unterlagen.

Ich sah über die Köpfe der Kameras hinweg in den Gerichtssaal hinein. Ich wollte Professor M. im Saal ausfindig machen, aber ich konnte ihn nicht sehen. Er war natürlich auch dreißig Jahre älter geworden. Vielleicht erkannte ich ihn einfach nicht. Aber ich sah niemanden, der auch nur annähernd infrage kam.

Ich saß neben Dr. Groth wie auf der Schulbank und musterte jedes einzelne Gesicht im Saal. Auf der uns gegenüberliegenden Seite saß ein junger Mann in einer Bank. Er kramte gleichfalls etwas verlegen in seiner Tasche. Das musste der Anwalt von Professor M. sein.

»Ist Professor M. schon da?«, fragte ich Dr. Groth.

»Er wird nicht kommen«, antwortete der und sah von seinen Unterlagen auf. Er blickte mir direkt in die Augen. Er wusste, dass es mir viel bedeutete.

»Er wird nicht kommen«, wiederholte er. »Ich an seiner Stelle würde es auch nicht tun. Warum sollte er das Risiko eingehen, hier im Gerichtssaal befragt zu werden. Er könnte etwas Dummes sagen. Er wird nicht kommen.«

»Und dann schickt er einfach seinen Anwalt hierher?«, fragte ich und deutete mit dem Kopf zu dem Mann am Tisch gegenüber.

»Nein, das ist nicht sein Anwalt. Das ist der Vertreter seines Anwalts.«

Ich war erschüttert: Er selbst kam nicht und schickte nicht einmal seinen Anwalt, sondern nur den Vertreter. Er musste sich seiner Sache sehr sicher sein. Das war feige! Ich hätte gern gesehen, wie er sich mit der Presse und den Demonstranten auseinandergesetzt hätte. Was hätte er zu mir gesagt? Ich konnte nicht glauben, mit welcher Geringschätzung Professor M. dieses Verfahren betrachtete.

Die Kopfseite des Gerichtssaals war mit hellem Holz vertäfelt. Davor erhob sich die Bank der Richter. In der Mitte der Wand hing eine große Uhr: 9.30 Uhr. Jetzt sollte es losgehen. Und tatsächlich öffnete sich die Wand rechts von der Richterbank. In die Holzvertäfelung war eine unsichtbare Tür eingelassen, und so schien es, als träten die Richter in ehrwürdigen Roben direkt aus der Wand. Ein verblüffender Effekt, den ich diesem nüchternen Zweckbau nicht zugetraut hätte.

Die Richter machten sich gemessenen Schritts auf den Weg zu ihren Plätzen, als sie innehielten und sich erst im Saal, dann gegenseitig ansahen. Die Kameras hatten sich sofort auf sie gerichtet. Dr. Groths Frage wiederholte sich in ihren Gesichtern: »Wo kommen die denn alle her?« Sie besprachen sich kurz, und der in der Mitte sagte laut: »Noch fünf Minuten für die Presse.« Sie drehten sich um und verschwanden wieder in der Wand. Ich stöhnte auf. Es sollte endlich losgehen.

Wir hockten weitere fünf Minuten da und ließen uns ablichten. Meine Anspannung wuchs stetig weiter. Nach exakt fünf Minuten öffnete sich die versteckte Tür erneut, aber der Effekt war jetzt nicht mehr so beeindruckend: Aufmarsch der Götter in Wiederholung.

Die Richter setzten sich.

»Kommen Sie jetzt bitte zum Schluss. Alle Kameras aus oder raus, bitte.«

Die Kameraleute verschwanden. Die Journalisten setzten sich auf die wenigen noch freien Plätze zwischen den Demonstranten und zückten ihre Schreibblöcke.

Die Verhandlung begann: Die Klage und die Klageerwiderung wurden verlesen. Als die Darstellung der Gegenseite vorgetragen wurde, fühlte ich mich schlecht. Das würden die Richter doch hoffentlich nicht glauben!

Als der Anwaltsvertreter von Professor M. erläuterte, man könne wohl davon ausgehen, dass Thomas Völling vor so einer schwerwiegenden Operation aufgeklärt worden sei, auch wenn es verständlicherweise heute, nach dreißig Jahren, keine schriftlichen Belege mehr dafür gebe, hielt ich es nicht mehr aus.

»Darf ich was sagen?«, fragte ich Dr. Groth leise.

Er sah mich kurz an und nickte: »Ja, sicher. Heben Sie die Hand, damit der Richter es sieht.«

Ich streckte meinen Arm in die Höhe, spätestens jetzt war es wirklich wie in der Schule.

»Möchten Sie etwas fragen, Herr Völling?«, erkundigte sich der Richter, als er mein Zeichen sah.

»Ja ... ich meine ... nein. Ich möchte nichts fragen. Ich möchte etwas sagen.«

»Nur zu.«

»Ich möchte ganz deutlich erklären, dass ich damals nicht aufgeklärt worden bin. Ich bin auch nach der Operation nicht darüber unterrichtet worden, dass ich vollständige weibliche Geschlechtsorgane besaß. Das steht schwarz auf weiß in dem

Schreiben des Oberarztes aus Köln-Merheim an das Kreiswehrersatzamt: ›Thomas Völling wurde nicht aufgeklärt.‹«

»Ja, danke, Herr Völling.«

Sofort setzte der Anwaltsvertreter hinzu, dass dort nur von
»nicht vollständig aufgeklärt« die Rede sei.

Ich beobachtete den Richter, wie er in seinen Unterlagen nach
dem besagten Schreiben zu suchen schien. Er las es, noch während
der Verteidiger sprach. Dann nickte er still, und ich sah, wie er
mich einen Moment lang musterte. Hatte er begriffen, was hier
vorgefallen war? Ich konnte seine Geste nicht deuten.

Mir wurden sonst keine Fragen gestellt, und ich war beinah
enttäuscht darüber. Die Sachlage war aus unserer Sicht und der
Sicht der Gegenseite dargestellt worden: Wir wollten den Schuld-
spruch auf gefährliche Körperverletzung, mit einem Schmerzensgeld von 100 000 Euro. Die Gegenseite wollte, dass die Klage nie-
dergeschlagen würde. Laut Verteidigung sei nicht klar, wer für
meine Aufklärung verantwortlich gewesen sei. Die Tat liege weit
zurück, die Beweislage sei zu dünn.

An diesem Tag wurde nichts beschlossen, nur der nächste Gerichtstermin im Februar festgelegt. Ich fand das unbefriedigend,
obwohl Dr. Groth mir gesagt hatte, dass nicht mehr bei diesem
Termin geschehen würde.

Ich verließ gemeinsam mit ihm und den Demonstranten den
Gerichtssaal. Dann kamen die Presseleute noch einmal. Ich beant-
wortete ihre Fragen, so gut ich konnte. Ich hielt das schreckliche
»Klick« ohne Zucken aus und ließ mich von den Kameras filmen.

Aber ich war fertig. Die Aufregung und auch dieser unbefrie-
digende Zustand, dass man am Ende dieses Tages genauso wenig
wusste wie zuvor, machten mir zu schaffen. Unter der ständigen
Begleitung der Kameraleute setzte ich meinen Weg bis hinunter
in die Halle fort.

Im Foyer beantwortete ich noch immer ihre Fragen, aber die meisten Journalisten zogen langsam ab. Daniela und die anderen hatten zum Teil auch Interviews gegeben, und ich bewunderte sie für ihren Mut. Mehrfach hörte ich Daniela »Schluss mit Zwangsoperationen an kleinen Kindern!« in die Mikrofone sagen.

Ich sah mich nach meinem Bruder um. Im Gerichtssaal hatte ich ihn nicht gesehen. Bernhard stand abseits in einer Ecke, und ich sah ihn fast verlegen an. Er blickte unsicher zurück und spielte mit dem Autoschlüssel in seiner Hand. Ich deutete mit dem Kinn Richtung Ausgang, und er verstand mein Zeichen richtig. Unabhängig voneinander verließen wir das Gebäude. Mir war klar, dass er hier anonym bleiben wollte.

Draußen auf dem zugigen Vorplatz trafen wir wieder zusammen. Ich zog meine Jacke eng um mich und schlang die Arme um meinen Körper. Irgendwie hatte ich ein bisschen Angst vor dem, was er sagen würde. Er setzte sich seinen Hut zurecht und schlug den Mantelkragen hoch. Mit leichtem Kopfschütteln und erstaunten Augen sah er mich an und seufzte.

»Thomas, Thomas, das war ja wie in Hollywood.«

Im Auto sprachen wir nicht viel. Ich war erschöpft. Ich ließ die graue Landschaft an mir vorbeiziehen und versuchte, meine Gedanken zu sortieren. Nichts war passiert, so viel Aufregung und nichts war passiert.

»Wie ist es denn gelaufen?«, fragte Bernhard nach einer Weile.

»Hast du doch gehört.«

»Nein, ich war nicht im Gerichtssaal.«

»Nein? Warum nicht?«

»Da war so viel los … und ich war auch ein bisschen spät dran … wegen des Parkplatzes …«

»Ja. Ich verstehe schon.«

Ich konnte wirklich verstehen, dass er sich dieser Situation nicht aussetzen wollte. Hätte die Presse Wind bekommen, dass er mein Bruder ist, dann hätten sie ihn in die Mangel genommen. Die Fragen, die die Redakteurin meinen Geschwistern zu Hause gestellt hatte, klangen mir noch in den Ohren. Die darauf folgenden Vorwürfe meiner Geschwister ebenso: »Wir müssen doch hier leben!«

»Wir haben unsere Klage vorgebracht, und die Gegenseite hat erklärt, warum sie fordert, dass die Klage abgewiesen wird. Mehr ist nicht geschehen«, erklärte ich Bernhard und hörte selbst die Resignation in meiner Stimme.

»Hast du dir mehr versprochen?«

»Ja, irgendwie schon. Ich meine, ich … habe doch recht … also, das Unrecht ist doch ganz offensichtlich.« Erst jetzt spürte ich, wie sehr mir das Ganze zugesetzt hatte. Man hatte mich kastriert – was gab es daran zu zweifeln? Mir traten Tränen in die Augen.

»Wie stehen denn deine Chancen, dass die Richter das auch so sehen?«, fragte Bernhard vorsichtig.

»Ich weiß es nicht«, sagte ich leise und blickte über die kahlen Felder. »Mein Anwalt sagt, wir haben eine Chance. Aber er weiß nicht genau, wie groß sie ist. Am Ende der Verhandlung war er irgendwie nachdenklicher als zuvor. Er meinte, ich dürfe … ich solle … die Möglichkeit, dass die Klage abgewiesen wird, nicht völlig ausblenden.«

»Mhm«, brummte Bernhard. Ich konnte nicht einschätzen, wie er die Sache beurteilte. Glaubte wenigstens er mir? Ich holte tief Luft: »Bernhard …«, setzte ich an und fragte dann doch nicht. Ich beugte mich vor und stellte das Radio an. Gerade verklangen die letzten Töne eines Liedes, und ein neues begann. Ich hatte die Melodie schon mal im Radio gehört, aber auf den Text hatte ich noch nie geachtet: »Dieser Weg wird kein leichter sein, dieser Weg wird steinig und schwer. Nicht mit vielen wirst du dir einig sein, doch dieses Leben bietet so viel mehr …«

Ich atmete durch und fühlte mich ein bisschen getröstet.

»Ja, Thomas, da sind wir schon!«, sagte Bernhard und hielt den Wagen vor dem Schwesternwohnheim an.

»Ja … da sind wir schon. Danke fürs Fahren.«

»Gern geschehen.«

Die Zeit bis zum nächsten Verhandlungstag verbrachte ich wie in Trance. Weihnachten zog still an mir vorbei. Ich arbeitete wie jedes Jahr. Wie ein Schlafwandler ging ich meinen alltäglichen Gewohnheiten nach: essen, trinken, waschen, arbeiten, abspülen, anziehen, ausziehen, Patientenberichte ausfüllen, zwischendurch mal Fernsehen, aber ich war nie richtig anwesend. Ich lief wie ein Uhrwerk, mein Bewusstsein war abwesend. Ich war unentwegt mit der Frage beschäftigt, ob das Gericht mir glauben würde oder nicht. Wenn ja, dann wäre das eine moralische Wiedergutmachung, dann hätte ich gezeigt, dass ich kein Spinner war. Aber was, wenn nicht? Dann würden alle denken, ich hätte sie nicht alle. Dann hätte ich mich »geoutet«, und alle würden denken, ich hätte mir das ausgedacht, aus einer irren Idee heraus, einer sexuellen »Macke« wegen. Das wäre schrecklich. Würde ich dann die Kraft haben, in Berufung zu gehen? Wie weit würde ich überhaupt gehen? Was würde ich tun, wenn ich niemals recht bekäme? Wie sollte ich dann weiterleben? Als Thomas? Niemals! Als Christiane? Mit welcher juristischen Berechtigung? Würde ich mich darüber hinwegsetzen? Wären die XY-Frauen und die anderen Selbsthilfegruppen enttäuscht? Was würden meine Kollegen denken? Wäre mein Verhalten ein Grund, jemanden zu feuern?

Ich spielte Hunderte von Fragen in meinem Kopf durch und zählte die Tage bis zum Verhandlungstag im Februar. Nachts konnte ich nicht schlafen, denn das Rattern in meinem Gehirn nahm keine Rücksicht auf die Bedürfnisse meines restlichen Körpers.

Als ich am Morgen des 6. Februar im Regionalexpress nach Köln saß, war ich völlig fertig. Ich betrachtete mein Spiegelbild in der Fensterscheibe, wie ich es immer tat. Mein Haar war zerzaust, obwohl ich immer pünktlich alle acht Wochen zu Caroline auf die Kö fuhr, um mich »herrichten« zu lassen. Die schlaflosen Nächte, in denen ich meinen Kopf auf dem Kissen hin und her wälzte, hatten meiner schöne Echthaarfrisur den Rest gegeben. Nichts war mehr zu sehen von den wippenden Wellen, die die Friseurin ursprünglich hineingeföhnt hatte. Ich sah eher aus wie ein zerzauster Vogel, der aus dem Nest gefallen war. Unter meinen Augen lagen tiefe Schatten.

»Sehen so Gewinner aus?«, fragte ich zynisch mein Abbild, das mich müde aus der verschmutzten Scheibe heraus anblickte. Wohl kaum, dachte ich bitter. Jetzt musst du es bloß noch durchstehen.

Am Hauptbahnhof stieg ich in die Linie zum Landgericht um. Das Wetter war heute genauso schlecht, wie es am ersten Verhandlungstag im Dezember gewesen war. Auch das schien mir kein gutes Omen. Ich fuhr durch die große Stadt und sah schon aus der Straßenbahn das hohe Gebäude des Gerichts näher kommen. Die Haltestelle lag etwas hinter dem Landgericht, sodass man zunächst daran vorbeifuhr. Kurz sah ich zwei Personen auf dem Vorplatz des Gerichts: Sie trugen weiße T-Shirts mit rotem Aufdruck über ihren Winterjacken und kämpften mit einem großen Banner, an dem wütend der Wind zerrte. Daniela und ihr Freund Markus waren wieder aus der Schweiz angereist.

»Danke«, sagte ich gegen das Straßenbahnfenster, »wenigstens bin ich nicht allein.«

Auf dem Vorplatz begrüßten wir uns herzlich. Auch viele andere waren wieder gekommen. Sie traten aus dem schützenden Eingangsbereich hervor, als sie mich sahen. Es waren noch mehr als beim letzten Mal.

»Es wird viel Presse da sein. Mach dich auf was gefasst«, rief Daniela fröhlich gegen den Wind. »Auf unserer Homepage gab es jede Menge Reaktionen auf deinen Prozess und viele Medienanfragen.«

»O Gott, was machen wir bloß, wenn ich verliere?«, fragte ich kleinlaut. Sie hatten alle so viel Hoffnung in diesen Prozess – was, wenn er eine öffentliche Niederlage für die Rechte intersexueller Menschen werden würde?

»Dann legen wir Berufung ein und ziehen bis vor den Bundesgerichtshof«, antwortete Daniela kämpferisch.

Ich nickte, aber innerlich fragte ich mich, ob ich dazu die Kraft haben würde. »Ich gehe jetzt schon mal zum Gerichtssaal, bevor die Presseleute kommen. Mir reicht es noch vom letzten Mal.«

»Wir sehen uns oben. Bis gleich«, sagte Daniela und suchte sich mit ihrem Freund einen neuen Platz für ihr Banner, hier an der Ecke hatte der Wind schon die ersten Risse in den Stoff gezerrt.

Völlig unbehelligt kam ich durch das Gebäude, fuhr in den zweiten Stock und setzte mich vor den Gerichtssaal. Ich hatte noch eine gute Stunde Zeit und sah meine Unterlagen durch.

Gut dreißig Minuten vor Verhandlungsbeginn wurde es unruhig auf dem Gang. Ich hörte, wie sich die Fahrstuhltür öffnete. Gepolter und Stimmen näherten sich.

»Frau Völling? Guten Morgen, wir kommen vom ZDF, dürfen wir Ihnen ein paar Fragen stellen?«

Das Ganze ging von vorne los. Aber irgendwie konnte ich gelassener parieren. Ich hatte damit gerechnet. Diesmal provozierten die Kameras meinen Kampfgeist. Meine trostlose Stimmung vom Morgen wich plötzlich einem entschlossenen Widerstand.

»Was machen Sie, wenn Sie hier heute verlieren?«, fragte die Reporterin vom ZDF.

»Dann lege ich Berufung ein und ziehe bis vor den Bundesgerichtshof«, hörte ich mich antworten.

Es sammelten sich immer mehr Journalisten in dem schmalen Gang, und ich war trotz meiner mutigen Stimmung froh, als sich endlich die Tür zum Gerichtssaal öffnete und ich aus der Enge des Flurs entkommen konnte.

»Morgen, Frau Völling!«, hörte ich eine vertraute Stimme hinter mir. Dr. Groth kam direkt hinter mir durch die Tür. »Wie geht es Ihnen?«

»Gut. Aber ich bin froh, wenn das alles hier vorbei ist.«

»Ja, das kann ich verstehen«, sagte er und blickte sich im Saal um, der sich unaufhaltsam mit Reportern und Mitgliedern der Selbsthilfegruppe füllte.

Ich versuchte an seiner Miene abzulesen, welche Chancen er uns wirklich gab. Er stand unbewegt in seinem grünen Lodenmantel und einem großen grauen Hut im Raum und sah aus wie eine Mischung aus Förster und Privatdetektiv. Ganz wohl schien auch ihm bei diesem Rummel nicht zu sein. Wenn wir verlören, wäre das auch eine öffentliche Niederlage für ihn als Anwalt.

Er bemerkte, dass ich ihn musterte, und rang sich ein aufmunterndes Lächeln ab: »Na, dann wollen wir mal«, sagte er und setzte sich in die Bank. Ich hatte keine Ahnung, was er dachte.

Professor M. erschien wieder nicht. Er hatte erneut den Gehilfen seines Anwalts geschickt. Der saß grimmig, auf seine Papiere blickend, in der Bank gegenüber. Ob die Presse ihn auch in die

Mangel genommen hatte? Er hatte bestimmt »Kein Kommentar« geantwortet. So sah er zumindest aus – verschlossen und unwillig. Vielleicht war ihm nicht wohl in seiner Haut.

Dann ging alles ganz schnell: Die Türen des Gerichtssaals wurden geschlossen. Es wurde still im Raum. So still, dass die Anspannung aller daraus hörbar wurde. Die Richter hatten wieder ihren fabelhaften Auftritt aus der Wand. Wir erhoben uns, wir setzten uns. Der Richter setzte an, um das Urteil zu verkünden.

»Halt!«, rief jemand aus der Ecke, und alle tuschelten aufgeregt. Was kam denn jetzt? »Die Presse muss erst raus!« Es war die Gerichtsdienerin.

»Ach so ... ja, natürlich. Also die Kameras bitte raus«, murmelte der Richter verlegen.

Ich stöhnte innerlich auf: Jetzt macht, dass ihr rauskommt, dachte ich bei mir, hier geht's um mein Leben!

Erst als alle Kameraleute und Fotografen draußen waren, beruhigte sich der Saal wieder, und der Richter hob von Neuem an: »In dem Rechtsstreit Thomas Völling gegen Herrn Professor Dr. M. hat die 25. Zivilkammer des Landgerichts Köln ... für Recht erkannt: Die Klage ist dem Grunde nach gerechtfertigt ...«

Ich hörte ein Juchzen von der Seite: Daniela!

Ich hörte Leute klatschen.

Kaum noch verständlich hörte ich den Richter: »Die Kostenentscheidung bleibt dem Schlussurteil vorbehalten.«

Ich sah zu Dr. Groth neben mir. Er sah auf seine Hände, die brav auf seinem Aktenordner ruhten, aber auf seinen Lippen lag ein gewinnendes, ein freches Grinsen, das ich ihm nicht zugetraut hätte. Dann sah er auf, blickte zur Bank gegenüber, wo Professor M.s Rechtsvertreter saß. Ich folgte seinem Blick. Zerknirscht und hastig räumte der Verteidiger seine Unterlagen in seinen schwarzen Aktenkoffer. Er sprang auf und rauschte unter dem Applaus meiner Freunde aus dem Gerichtssaal.

Dr. Groth blickte jetzt mich an: »Sie haben gewonnen. Herzlichen Glückwunsch!«

Erst da begriff ich, dass es wahr war. Ich hatte recht bekommen. Ich hatte wirklich recht bekommen! Man hatte mir geglaubt!

Die Kameras stürmten zurück in den Saal, die Journalisten kamen zu unserer Bank und hielten mir ihre Diktiergeräte und Mikrofone entgegen, Daniela kam und umarmte mich. Die Gerichtsdienerin überreichte mir eine Kopie des Grundurteils.

»Ich fühle mich wie ... wie ... nach einer schweren Prüfung«, stammelte ich zu Daniela.

»Ja, und du hast bestanden!«, antwortete sie lachend. »Das ist dein Diplom«, sagte sie und zeigte auf das Urteil in meinen Händen.

»Ja. Das ist mein Diplom«, wiederholte ich fassungslos. »Das hänge ich mir zu Hause an die Wand.«

Ich tat es tatsächlich. Als ich am Abend zu Hause ankam, nahm ich mir gleich eine Heftzwecke und pinnte das Urteil an die Wand. Ich setzte mich auf mein Sofa und sah auf das Papier.

Nach der Urteilsverkündung war ich zusammen mit Daniela und den anderen etwas essen gegangen. Wir hatten gefeiert, und jetzt war ich völlig aufgekratzt. Ich hatte recht bekommen, das Gericht hatte mir geglaubt und bestätigt, dass man kriminell mit mir umgegangen war. Das war eine Wiedergutmachung.

Aber dreißig Jahre Leben weg – konnte man das überhaupt wiedergutmachen? Mit keinem Geld der Welt. Ganz plötzlich fing ich an zu schluchzen. Es war einfach alles zu viel gewesen. Die Anspannung der vergangenen Wochen fiel von mir ab. Ich lag auf dem Sofa und weinte hemmungslos. Irgendwann nickte ich erschöpft ein.

Während ich schlief, wurden die Zeitungen gedruckt: »Entscheidung im Zwitterprozess!«

Meine Kollegen gratulierten mir bereits am nächsten Morgen. Auch Bernhard rief mich an und sagte, dass er sich für mich freue. Das Telefon klingelte ununterbrochen, weil nun noch mehr Leute ein Interview mit mir führen wollten, aber ich hielt sie zunächst auf Abstand. Ich musste erst mal wieder klarkommen.

Allerdings hatte ich dazu nicht lange Zeit.

Einige Wochen nach dem Grundurteil saß ich in meiner Frühstückspause mit einer Tasse Tee im Schwesternzimmer. Auf der Station lief alles seinen geregelten Gang. Gaby machte ihre Kontrollrunde. Wir waren gut belegt, aber nicht voll. Die Aufregung unmittelbar nach meinem Prozess hatte sich ein bisschen gelegt. Bis zur Verhandlung der Schmerzensgeldhöhe würde es wohl noch dauern – die Mühlen deutscher Gerichte mahlen langsam. Bis dahin versuchte ich, so normal wie möglich zu leben. Ich blies den heißen Dampf von meiner Teetasse und zog mir die Tageszeitung heran, die auf dem Tisch lag. Ich schlug die erste Seite auf und blickte in mein eigenes Gesicht, darüber die Schlagzeile: »Zum Mann operiert: Chirurg will nicht zahlen!«

Fassungslos überflog ich die Zeilen:

»Zwitterprozess: Mediziner geht in Berufung, Klägerin verlangt 100 000 Euro Schmerzensgeld ... Der Kölner Zwitterprozess, bei dem einer Krankenpflegerin nach einer folgenschweren Operation Schmerzensgeld zugesprochen worden war, geht in die nächste Instanz. Der vor dem Kölner Landgericht unterlegene Mediziner legte Berufung beim Oberlandesgericht ein, sagte gestern OLG-Sprecher Hubertus Nolte ...«

Ich konnte nicht glauben, was ich da las. War das möglich? Konnte jetzt noch alles kippen? Warum wusste ich nichts davon? Gaby kehrte ins Schwesternzimmer zurück: »Thomas ... ähm, sorry, Christiane, kann ich jetzt Pause machen?«, fragte sie.

»Ja, gleich ... fünf Minuten ... muss telefonieren ...«, rief ich ihr zu und ließ sie verdutzt stehen. Ich rannte zum Münztelefon einen Stock tiefer und rief Dr. Groth an: »Was soll das heißen: Chirurg will nicht zahlen?«, stieß ich unvermittelt hervor, als ich ihn in der Leitung hatte. »Aber das geht doch nicht. Das Grundurteil ... das kann man doch nicht so einfach ... ich meine ...«

»Frau Völling,«, unterbrach er mein Gestammel, »wovon sprechen Sie?«

»Das steht in der Zeitung: Er will nicht zahlen!«

»In welcher Zeitung?«, fragte er verwirrt.

»Seite zwei in der *Westdeutschen Zeitung* von heute!«

»Warten Sie mal bitte einen Moment.« Ich hörte, wie er nach seiner Rechtsanwaltsgehilfin rief. Anscheinend brachte sie ihm die Zeitung. Ich hörte ihn rascheln.

»Das gibt's ja nicht!«, entfuhr es ihm. »Woher weiß die Presse das jetzt?«

»Ja, ich dachte, von Ihnen?«, antwortete ich ihm entgeistert.

»Ich wusste selbst nicht, dass die Gegenseite Revision beantragt hat. Das ist ja ein dickes Ding.«

»Was heißt das für uns?«

»Dass die Karten neu gemischt werden.«

Ich schluckte, Dr. Groth hatte sich jedoch wieder gefasst und fuhr gewohnt nüchtern fort: »Die haben offenbar Widerspruch gegen das Grundurteil eingereicht, jetzt haben sie vier Wochen Zeit, eine Begründungsschrift für die Revision vorzulegen. Die Frist können sie aber auch verlängern. Vielleicht wird das vor den Sommerferien nichts mehr. Dann müssen drei Richter über diese

Schrift entscheiden. Wenn sie einstimmig den Widerspruch zurückweisen, bleibt das Grundurteil bestehen, Professor M. muss zahlen, und wir verhandeln wie geplant über die Höhe des Schmerzensgeldes. Aber wenn ...«

»Wenn was?«, unterbrach ich ihn aufgeregt.

»Wenn nur einer von ihnen die Revision akzeptiert, dann wird der Prozess von vorn begonnen.«

»Mein Gott! Bitte nicht!«, rief ich aufgebracht. »Wie lange wird das alles dauern?«

»Ewig.«

Dr. Groth behielt recht. Es dauerte ewig. Die Begründungsschrift der Gegenseite wurde erst mit Aufschub im April eingereicht. Sie war nicht sehr originell und wiederholte alle bereits bekannten Argumente der Verteidigung.

Dennoch traf mich die Wiederholung dieser Lügen und Ausflüchte hart. Erneut kamen mir Zweifel daran, ob ich den Prozess endgültig für mich entscheiden könnte. Dr. Groth blieb gelassen und setzte ein Gegenschreiben auf. Aber es passierte erst einmal gar nichts. Die Sommerferien lähmten den Prozess.

Zum Glück geschah zur gleichen Zeit etwas an anderer Stelle: Die Anträge auf Berichtigung meines Personenstandes liefen nach wie vor. Seit nunmehr über anderthalb Jahren versuchte ich, mein Geburtsgeschlecht von Männlich zu Weiblich »korrigieren« zu lassen. Bei Transsexuellen wird es »geändert«, da das biologische Geburtsgeschlecht ja zunächst korrekt ist. Dafür gab es juristisch vorgefertigte Pfade, aber für eine »Korrektur«, die aufgrund einer Geschlechtsverwechslung nach der Geburt nötig war, wie bei mir, gab es keine Richtlinien. Da waren alle Ämter ratlos – und untätig.

Zwischendurch waren mir Zweifel gekommen, ob es mir jemals gelingen sollte, von Thomas Völling zu Christiane Völling zu werden. Das zuständige Amtsgericht in Kleve konnte sich zu keiner Entscheidung durchringen. Mein Fall war inzwischen bei vier verschiedenen Amtsrichtern auf dem Schreibtisch gelandet, die sich wohl allesamt nicht die Finger daran verbrennen wollten und sich meine Akte hin und her schickten.

Man schrieb mir wiederholt, dass man auf ein Gutachten zu meinem Fall wartete. Dieses Gutachten sollte von irgendeinem Urologen der Uniklinik Essen angefertigt werden. Man hatte ihm meine Krankenakte zur Prüfung vorgelegt.

Immer, wenn ich in Kleve anrief, wurde ich vertröstet, abgewimmelt oder genervt abgewürgt. Es war zum Haareraufen. Langsam ging mir die Geduld aus. Erstaunlicherweise haben mich zu jener Zeit die Widerstände nicht entmutigt, im Gegenteil, sie machten mich kämpferisch. Gewiss hatte auch das Grundurteil zu meinen Gunsten, wenngleich es durch die Berufung wieder infrage gestellt wurde, etwas damit zu tun. Ich hatte ein Recht auf das, was ich dort vorantrieb.

Meine Anrufe im Amtsgericht wurden also fordernder, ich drängte auf eine Entscheidung und berief mich dabei auf das Urteil des Kölner Landgerichts. Dennoch stellte man sich stur.

Die Sache erreichte ihren Höhepunkt, als mir eine schnippische Gerichtsangestellte mitteilte, der Fall liege auf Eis, weil meine Krankenakte im Universitätsklinikum »verloren gegangen« sei. Ich müsste meine Unterlagen, die Befunde, Arztbriefe und bereits angefertigten Gutachten erneut zusammenstellen und einreichen. Ich konnte es nicht fassen. Sollte das wirklich ein Zufall sein? War das Strategie? Schikane?

Nach der Gerichtsverhandlung in Köln hatten sich viele Journalisten gemeldet. Ich hatte viele Anfragen abgelehnt, aber mit einigen hatte ich doch gesprochen. Darunter war ein junger Mann, der mich für einen Fernsehsender interviewte. Unser Gespräch fiel ungefähr in die Zeit der Auseinandersetzung mit dem Amtsgericht in Kleve. Wir sprachen darüber, und er sagte kurz entschlossen, dass er da mal nachhaken wolle.

Wenn ich eines in der Zeit des Prozesses gelernt hatte, dann, dass die Macht der Medien gewaltig ist. Plötzlich kam Bewegung in die Sache: Ja, das mit der Akte sei eine unangenehme Sache, aber man kümmere sich darum, hieß es plötzlich. Aber dann kam doch Wochen wieder nichts. Der Journalist rief erneut an und machte Druck: »Die Frau hat vor dem Landgericht doch schon Recht bekommen! Sie hat doch Brief und Siegel, dass sie als Kind dem falschen Geschlecht zugeordnet worden ist. Worauf warten Sie? Das könnte langsam peinlich für Sie werden.«

Und siehe da: Das Amtsgericht brauchte plötzlich meine Unterlagen nicht mehr, sie brauchten nicht mal mehr das Gutachten des Urologen aus Essen. Sie beriefen sich auf das Grundurteil des Landgerichts in Köln und beschlossen: »Ja, Frau Völling hat das Recht, ihre Geburtsurkunde berichtigen zu lassen und künftig den weiblichen Vornamen Christiane zu tragen.«

Sie hatten kalte Füße bekommen. In meinen Augen war es ein Skandal, zu sehen, wie willkürlich die Ämter und Gerichte mit Menschen verfahren konnten. Es gab keine Regeln für den Umgang mit Menschen, die ihre Geburtsurkunde berichtigen wollten. Es schien »Ermessenssache«, was an Unterlagen gefordert wurde. Das konnte bedeuten, dass man Glück hatte oder jahrelangen Schikanen ausgesetzt wäre – alles war drin.

Und ich hatte einmal geglaubt, die Bundesrepublik sei ein Rechtsstaat und alle ihre Einwohner hätten die gleichen Rechte, den Anspruch auf gleiche Behandlung vor Ämtern und Gerichten. Daran glaubte ich nun nicht mehr.

Auch verstand ich nicht, wie an der juristischen Zweiteilung von Mann und Frau so unverbrüchlich festgehalten werden konnte: Jeden Tag wurde in Deutschland mindestens ein Kind geboren, das weder Mann noch Frau war. Dieses Kind hatte nachher mit einer Wahrscheinlichkeit von fünfzig Prozent die gleichen Probleme am Hals, wie ich sie gerade erlebt hatte. Wenn nämlich die Ärzte oder Eltern direkt nach der Geburt entscheiden mussten: Was ist es denn? Junge oder Mädchen?

Wenn meine Eltern bei meiner Geburt gezweifelt haben sollten und es hätte die Möglichkeit »uneindeutig« oder »zwittrig« in der Geburtsurkunde gegeben, dann wäre mein Leben womöglich anders gelaufen. Dann hätte sich vielleicht kein Mediziner dazu veranlasst gesehen, mein Geschlecht an ein Stück Papier anzugleichen. Dann hätte man gewartet, um zu sehen, wie der Mensch sich entwickelt. Das nicht zu tun war und ist doch absurd.

Zumal wir juristisch schon einmal weiter waren. Als ich im Internet nach Informationen zum Personenstandsgesetz suchte, stieß ich auf folgende Zeilen:

»Von Personen und deren Rechten überhaupt: der Zwitter.
§. 19. Wenn Zwitter geboren werden, so bestimmen die Aeltern, zu welchem Geschlechte sie erzogen werden sollen.
§. 20. Jedoch steht einem solchen Menschen, nach zurückgelegtem achtzehnten Jahre, die Wahl frei, zu welchem Geschlecht er sich halten wolle.
§. 21. Nach dieser Wahl werden seine Rechte künftig beurtheilt.«

Fabelhaft! Das war doch ein guter Anfang. Als ich die Literaturangabe las, konnte ich es kaum glauben: »*Allgemeines Landrecht für die Preußischen Staaten vom 5. Februar 1794*«.

Heute hat man in der Bundesrepublik sieben Werktage, um das Geschlecht in die Geburtsurkunde einzutragen. Das wusste ich von den Eltern intersexueller Kinder, die ich auf dem Treffen der XY-Frauen kennengelernt hatte. Nach der Geburt sind Eltern, anwesende Zeugen sowie die Einrichtungen, in denen die Geburt stattfand, dazu verpflichtet, dem zuständigen Standesamt Meldung zu geben. Als Möglichkeiten kann man »Junge« oder »Mädchen« angeben. »Intersexuell«, »Zwitter«, »uneindeutig«, »Hermaphrodit« – das alles ist nicht vorgesehen.

In Deutschland muss zusätzlich das Geschlecht auch aus dem Vornamen des Kindes erkennbar sein. Im Falle einer Unsicherheit, ob männlich oder weiblich, kann mit einem ärztlichen Attest nur ein Aufschub beantragt werden. Die Regelung für Zwitter aus dem Preußischen Landrecht musste irgendwo in der Geschichte verloren gegangen sein.

In einem juristischen Text, den ich nach kurzer Suche im Netz gefunden hatte, las ich Genaueres. Pünktlich zum Beginn des neuen Jahrhunderts trat am 1. Januar 1900 das Bürgerliche Gesetzbuch in Kraft, das das Preußische Landrecht ablöste. Es übernahm die Passage über Hermaphroditen nicht vom Vorgänger und begründete das folgendermaßen:

»Nach heutigem Stand der Wissenschaft darf angenommen werden, daß es weder geschlechtslose noch beide Geschlechter in sich vereinigende Menschen gibt ...«

Die medizinischen Forschungen mussten also im Vorfeld dieser juristischen Feststellung zu dem Schluss gekommen sein, dass es gar keine »echten« Zwitter gab. Jeder Mensch hat ein »wirkliches« Geschlecht, das allerdings Versteck spielen kann. Es war nun also Aufgabe der Mediziner geworden, den wahren geschlechtlichen Kern des Intersexuellen aufzuspüren. Die Möglichkeit des Dazwischen verschwand damit. Der »Pseudo-Hermaphrodit« – ein Begriff, der zum Teil bis heute in der Medizin gebräuchlich ist – war geboren. Man glaubte also fest, die wissenschaftlichen Errungenschaften und Diagnosemöglichkeiten des neuen Jahrhunderts würden zukünftig dafür sorgen, dass man Männlich von Weiblich zu unterscheiden wüsste, und deshalb konnte man auf den Zwitterzusatz im Gesetz getrost verzichten.

So ganz sicher schienen mir die Juristen allerdings nicht. Ich las den Abschnitt zur Begründung der Abschaffung des Zwittergesetzes weiter:

»Allerdings mögen auch Mißbildungen nicht schlechthin ausgeschlossen sein, bei welchen die Feststellung des verdeckten wahren Geschlechtes durch Untersuchung des Lebenden sich nicht bewirken läßt. Es wird jedoch rathsam sein, von solchen entfernten Möglichkeiten, mit welchen auch das bisherige Recht nicht rechnet, abzusehen und es dabei zu belassen, daß, wenn bei der Beurtheilung von Verhältnissen in Frage kommt, ob eine Person dem einen oder anderen Geschlechte angehört, der Sachverhalt aber nicht in Gewißheit gesetzt werden kann, diejenigen Rechtsfolgen eintreten, welche sich nach den Umständen aus dem Zustande der Ungewißheit bz. Unerweislichkeit ergeben.«

Wer sollte das verstehen? Ich las den Abschnitt noch einmal und kam zu dem Schluss, dass es wohl nichts anderes bedeutete als: Wer trotz größter Mühe weder eindeutig als Mann noch als Frau zuzuordnen ist, kann weder männliche noch weibliche Rechte beanspruchen.

Das war schwachsinnig, aber dennoch verfestigte sich der Dualismus von Mann und Frau im Recht. Auch die Nazis übernahmen im Wesentlichen die Vorlage aus dem Bürgerlichen Gesetzbuch, nur hieß es ab 1937 Personenstandsgesetz – und so heißt es auch heute noch.

Ende 2006 gab es dann eine Reform des Personenstandsgesetzes, die zum Beginn 2009 in Kraft getreten ist, aber auch hier hat sich nicht viel verändert. Der Dualismus Männlich/Weiblich blieb unangetastet.

Im Zusammenhang mit dem juristischen Text stieß ich auf die Geschichte eines Intersexuellen, der mehrfach vor Gericht versucht hatte, den Eintrag »Zwitter«, »Hermaphrodit« oder »intersexuell« in seinen Pass zu bekommen. Er war gescheitert. Die Münchner Gerichte, vor denen er geklagt hatte, schlugen seinen Fall zweimal nieder.

Die Presse hatte darüber berichtet, aber genützt hatte es nichts. Es gab uns einfach nicht. Er hatte vor Gericht dafür gekämpft, dass der Begriff »Zwitter« ins Personenstandsregister aufgenommen wird, um zu zeigen, dass unsere Vorstellung, es gäbe nur Mann und Frau, falsch ist. Wäre ein Hermaphrodit gesetzlich ebenbürtig, dann wäre auch die Legitimation zur medizinischen »Korrektur« weg. Von diesen medizinischen »Korrekturen« hatte ich inzwischen viel gehört und gelesen. Wenig Gutes war darunter. Viele Betroffene berichteten von schrecklichen Operationen, die ihnen im Kindesalter angetan worden waren.

Der junge »Mann«, der vor Gericht gezogen war, hatte selbst eine endlose Reihe schmerzhafter Operationen hinter sich. Er kämpfte dafür, dass das in Zukunft intersexuellen Kindern erspart bleiben sollte.

Er hatte AGS bei einer biologisch weiblichen Ausformung wie ich. Aber anders als bei mir hatte man ihn als Kind geschlechtlich eindeutig zum Mädchen operiert. Das Problem war nur, dass er sich nicht als Mädchen fühlte, sondern als Mann oder als etwas zwischen Mann und Frau. Er saß in etwa so zwischen den Stühlen wie ich, wir passten nicht mal richtig in die Selbsthilfegruppen.

Ich bekam die Bewilligung zur Korrektur meines Geschlechtseintrages mit der Post geschickt. »Sehr geehrte Frau Völling ...«, fing der Brief an. Ich war glücklich.

Mit diesem hart erkämpften Papier fuhr ich zum Standesamt nach K. Hier lag meine Geburtsurkunde. Mit einem Gefühl des Triumphs legte ich den Beschluss auf den Schalter der Standesbeamtin und sah dann zu, wie sie unbeteiligt einen Vermerk an den Rand meiner Geburtsurkunde schrieb. Das Ganze dauerte keine zehn Minuten:

»Durch den seit dem 28. März 2008 wirksamen Beschluss des Amtsgerichts Kleve ist festgestellt worden, dass das Geschlecht des Kindes weiblich ist. Das Kind führt nicht den Vornamen Thomas. Der Vorname des Kindes lautet richtig: Christiane. Den 06. Mai 2008, die Standesbeamtin H.«

»Das Geschlecht des Kindes ist weiblich ...«, murmelte ich vor mich hin, als ich mit einer Kopie in der Hand wieder auf der Straße stand. Das Kind war 49 Jahre alt.

Die nächsten Wochen waren damit angefüllt, alle meine Papiere, alle Unterlagen berichtigen zu lassen. Erst langsam begriff ich, auf wie vielen Dokumenten mein Name stand: Allen voran mein Personalausweis. Ich beantragte ihn neu beim Einwohnermeldeamt, und eine nette Sachbearbeiterin sagte herzlich: »Na, da sind Sie aber jetzt bestimmt froh, dass Sie alles hinter sich haben!« Ich nehme an, sie dachte, ich sei transsexuell, aber ich nickte einvernehmlich.

Sechs Wochen später konnte ich meinen Personalausweis abholen. Stolz nahm ich ihn entgegen: Das war die juristische

Grundlage für mein neues Leben. Jetzt konnte es losgehen. Ich beantragte meinen neuen Führerschein. Dann ließ ich meinen Mietvertrag umschreiben.

Ich rief Doris von der Pflegedienstleitung an und sagte ihr, dass ich nun offiziell Christiane Völling sei. Sie gratulierte und schickte mir meinen neuen Dienstausweis: Gesundheits- und Krankenpflegerin Christiane Völling. Sie tat noch mehr, denn ab jetzt wurde ich an der Pforte selbstverständlich als Christiane Völling angesprochen, auch meine Kollegen hielten sich daran, einige hatten es schon vorher getan. Manchmal rutschte ihnen noch ein »Thomas, kannst du mal eben ...« raus, aber sie bemühten sich alle, meinen neuen Namen zu benutzen.

Meine Post lief über das Krankenhaus, und sie kam problemlos weiterhin an. Auch die Poststelle hatte Doris informiert.

Ich ging zu meiner Bank, ließ meine Konten umschreiben. Danach waren meine Versicherungen dran: Hausrat, Unfall, Leben, Berufsunfähigkeit ... Dann kam die GEZ an die Reihe, die Telekom, meine Rentenversicherung, der Schwerbehindertenausweis. Ganz zum Schluss mein Job-Ticket bei der Rheinbahn, das waren tatsächlich die Einzigen, die nachfragten. »Ja, wieso jetzt Christiane, das versteh ich nicht«, sagte der Mann am Schalter zu mir.

»Man hat mir bei der Geburt das falsche Geschlecht zugewiesen, man dachte, ich sei ein Junge«, antwortete ich knapp. Ich war nicht scharf darauf, die ganze Geschichte vor den Leuten hinter mir in der Schlange zum Besten zu geben.

Ich sah, wie der Mann seine Stirn verständnislos in Falten legte und erneut ansetzte: »Ja, aber ... wenn hier doch Thomas ...«

»Hier, meine Papiere«, kam ich ihm zuvor und schob die Geburtsurkunde und den neuen Personalausweis über den Tisch zu ihm hin.

Er sah noch einmal irritiert darauf, sah mich an, schüttelte den Kopf, als wollte er in rheinischer Manier so etwas wie »Nee, nee, wat et all jitt!« sagen, dann stellte er mir einen neuen Ausweis aus.

Ich nahm ihn und verschwand, so schnell ich konnte. Was er zum nächsten Kunden über mich zu sagen hätte, wollte ich unter keinen Umständen mit anhören.

So wurde ich langsam offiziell Christiane. Das machte mich glücklich. Im Spätsommer beschloss die Krankenkasse, mir die gewünschte Operation Richtung Weiblich zu bezahlen. Die Unterlagen aus meiner Krankenakte aus Köln-Merheim hatten letztlich doch genug Beweise geliefert – auch wenn der angeforderte OP-Bericht nicht mehr aufgetaucht war.

Zunächst war ich fest entschlossen, das »ganze Programm« durchzuziehen: die künstlichen Hodenimplantate raus, die Scheide öffnen, vielleicht vergrößern, den Penis auf Klitorisgröße kürzen, Schamlippen formen. Eine Chirurgin bestätigte mir, dass das »rein technisch« alles kein Problem sei. Aber je länger ich darüber nachdachte, desto mehr zweifelte ich daran. Was sollte ich mit einer Scheide? Sexualität hatte ich nicht. Warum sollte ich mir Schmerzen durch dehnende Eingriffe antun? Ich war doch sowieso schon ganz vernarbt im Schoß. Ich beschloss, mich später zu entscheiden. Zunächst hatte ich einen letzten Kraftakt zu bestehen: das Berufungsverfahren des Gerichtsprozesses.

Nach den Sommerferien entschied das Gericht, ob der Berufung stattgegeben werden sollte oder nicht; im September setzten sich die Richter zusammen. Sie beschlossen – einstimmig –, dass die Berufung nicht haltbar sei. Das Grundurteil blieb unberührt. Ich war erleichtert. Alles würde seinen Gang gehen.

Für die Verhandlung über die Schmerzensgeldhöhe wurde jedoch ein Gutachten angefordert. Es handele sich um einen Präzedenzfall, war die Begründung.

Doch damit kam auch schon das nächste Problem. Wer sollte so ein Gutachten anfertigen? Es musste ein Mediziner sein, der sich mit Intersexualität im Allgemeinen, mit dem Adrenogenitalen Syndrom im Besonderen, mit den Behandlungsmöglichkeiten heute und in den Siebzigerjahren auskannte und der sich nicht scheute, gegebenenfalls vor Gericht einen Kollegen zu kritisieren. Dass eine Krähe der anderen kein Auge aushackt, gilt für Krähen im weißen Kittel doppelt.

Es war also schwer für das Gericht, einen geeigneten Gutachter zu finden – so schwer, dass ich den Jahreswechsel 2008/2009 immer noch ohne endgültige Entscheidung des Gerichts erlebte.

Das Ganze zog sich nun schon anderthalb Jahre hin. Immer wieder wurden Briefe geschrieben, Fristen verlängert, Papiere angefordert. Mein Kopf war randvoll damit, langsam verlor ich die Kraft zu all diesen endlosen Prozeduren. Ich war nur froh, dass wenigstens mein Personenstand und die Entscheidung der Krankenkasse bereits 2008 geregelt worden waren.

Im Februar des neuen Jahres hatte man endlich eine Gutachterin gefunden. Es war die Endokrinologin Dr. R. von der Uniklinik in Essen. Sie war an der Studie beteiligt gewesen, an der ich vor zwei Jahren teilgenommen und die mein Leben so nachhaltig verändert hatte.

Ich war ihr nie begegnet. Als ich nun erfuhr, dass sie das Gutachten anfertigen sollte, freute ich mich, denn sie genoss bei vielen Betroffenen einen guten Ruf. Sie galt als human und aufgeschlossen. Keine von der alten Garde, die Eltern von betroffenen Kindern zu schnellen Operationen riet.

Der Gerichtstermin, bei dem sie angehört werden sollte, wurde auf Mai festgelegt. Auch ich sollte dann vor Gericht aussagen und die Dinge aus meiner Sicht darlegen.

»In den Zeugenstand wird Frau Christiane Völling gerufen. Frau Völling, bitte stellen Sie uns die Situation aus Ihrer Sicht dar. Welche Krankheiten haben Sie durch diesen Eingriff erlitten?«, forderte mich der Richter auf.

Ich erzählte die ganze Geschichte von der falschen Zuordnung bei meiner Geburt über die folgenschweren Operationen, die menschenunwürdige Behandlung im Krankenhaus bis hin zur Studie in Essen, die mir die Augen öffnete. Ich erzählte von der Vermännlichung durch das Testosteron und von den Harnwegsinfekten, vom Haarausfall, von Depressionen.

»Bitte erzählen Sie uns etwas von Ihrem beruflichen Werdegang.«

»Ich bin gelernte Krankenpflegerin und habe diesen Beruf in verschiedenen Krankenhäusern ausgeübt. Zunächst in Düsseldorf, dann in einer Kleinstadt in Hessen, anschließend in Aachen und jetzt wieder in Düsseldorf.«

»Wie erklären Sie sich diese Arbeitsstellenwechsel?«, hakte der Richter nach.

»Ich lebe irgendwie ... auf der Flucht. Komme nirgends richtig an ...«, versuchte ich zu erklären, ohne selbst zu wissen, warum ich so fühlte.

»Wie steht es um ihre privaten Kontakte?«

»Ich habe keine. Vielleicht meine Arbeitskollegen ... aber das ist oberflächlich.« Mir war das peinlich, aber es stimmte nun mal. Ich lebte ein einsames Leben. »Vertraulichkeiten sind mir zuwider. Ich nehme dann Reißaus. Deshalb habe ich auch keinen ... hatte ich auch nie einen Partner. Also, auch keinen Sexualpartner. Das ist für mich gelaufen.«

Der Richter blickte mich nachdenklich an und nickte.

Sie fragten mich nach chronischen Erkrankungen, möglichen Folgeerscheinungen der Operationen. Ich versuchte, alles zu er-

213

zählen, aber ich war zu aufgeregt, und als der Richter sagte: »Danke, Frau Völling. Das reicht uns«, da hatte ich das Gefühl, ich hätte die Hälfte vergessen, hätte nicht richtig rübergebracht, dass doch mein Leben verpfuscht worden war. Ich gab mir selbst eine glatte Fünf für meinen Vortrag und hoffte nur, dass Frau Dr. R. zu meinen Gunsten aussagen würde und es besser machte als ich.

»Frau Privatdozent Dr. R., bitte legen Sie uns Ihre Beurteilung des Falls dar«, wendete sich der Richter an die Ärztin.

Als sie zu sprechen begann, klebte ich an ihren Lippen, als wollte ich sie mit meinem starren Blick beeinflussen: »Ich kenne Frau Völling nicht persönlich«, begann sie, »sie war mir lediglich aus meiner Tätigkeit im Netzwerk Intersexualität im Zusammenhang mit einer Studie bekannt – als anonymer Fall, wenn Sie so wollen. Zunächst möchte ich bemerken, dass es aus heutiger Sicht nicht nachvollziehbar ist, dass die Klägerin seinerzeit nicht über die chromosomale Situation aufgeklärt wurde.«

»Können Sie uns sagen, wie man üblicherweise Patienten wie die Klägerin seinerzeit behandelt hätte?«, fragte der Richter nach.

»Man hätte die Operation abgebrochen. Das Adrenogenitale Syndrom kann behandelt werden durch die Gabe von Kortison zur Ruhiglegung der Nebennierenrinde. Hierdurch wird die Testosteronproduktion reduziert, und in der Folge springt die Produktion der weiblichen Geschlechtshormone an. Dies führt in der Regel zur Ausbildung eines normalen weiblichen Erscheinungsbildes. Das wäre aller Wahrscheinlichkeit nach auch bei Frau Völling der Fall gewesen.«

»Sie hätte sich dann in Richtung Frau entwickelt?«, hakte er nach.

»Ja. Vermutlich hätte man dann chirurgische Maßnahmen ergriffen, um die blind endende Scheide, die bei der Klägerin angelegt war, als normale Scheide herzustellen. Menschen wie die Klägerin können ganz normal Sexualpartner haben und können auch Kinder bekommen.«

»Das, was Sie uns hier beschreiben, war das auch 1977/78 der medizinische Standard?«

»Absolut. Zu dieser Zeit lag die Schwierigkeit lediglich darin, die Gene und Chromosomen genauer zu untersuchen, aber die waren bei Frau Völling ja eindeutig XX, also weiblich. Normalerweise hätte man ein Gespräch mit der Patientin darüber führen müssen, dass eine falsche Geschlechtszuweisung vorliegt, und dann hätte man – je nach Entscheidung der Patientin – die Behandlung einleiten können, die ich Ihnen beschrieben habe.«

»Danke. Wir haben keine weiteren Fragen.«

Sie bestätigte in ihrem nüchternen Medizinerjargon, was ich immer gewusst hatte: Ich war eine Frau gewesen. Ich hätte mit meinen Eierstöcken meinen Körper ganz normal mit Östrogen versorgen können. Stattdessen hatte ich fast dreißig Jahre lang Testosteron bekommen, das mich erst zu einem echten Zwitterwesen gemacht hatte. Ich hätte mir einen Mann suchen können, hätte eine Familie gründen, Mutter sein können.

Dr. R. hatte deutlich gesagt, dass mir dies alles verwehrt worden war. Ihre Aussage sprach klar dafür, dass die von mir geforderte Schadensersatzsumme gerechtfertigt war. Aber mir war das völlig gleichgültig. Ich hätte mich freuen sollen, aber was sie da gesagt hatte, machte mich nur eines: abgrundtief traurig. Was war Geld gegen die Aussicht auf ein Leben mit einem Partner, mit Kindern?

Ich sah zu Dr. Groth, der neben mir saß. Er schaute mich mitfühlend an. Die anderen hatten alle schon den Gerichtssaal verlassen. Ich hatte es gar nicht bemerkt. Der Richter hatte noch etwas gesagt, aber ich hatte nicht zugehört.

»Und jetzt? Wie geht es weiter?«, fragte ich kraftlos.

»Am 12. August 2009 um neun Uhr wird das Urteil in Raum 1840 verkündet. Das ist ein simpler Amtsvorgang. Ich rufe da an, und ein Gerichtsangestellter wird mir sagen, wie viel Sie bekommen.«

»O.K. Also, dann fahre ich jetzt nach Hause und warte wieder ab, ja?«

»Was anderes bleibt Ihnen nicht übrig. Seien Sie nicht traurig. Das war heute ein guter Tag für uns«, versuchte er mich aufzumuntern.

Ich nickte abwesend und verließ das Landgericht. Ich war heilfroh, dass heute keine Presse da war und auch keine Demonstration stattfand.

Einen Tag vor der Verkündung der Schmerzensgeldhöhe rief ich Dr. Groth an.

»Na, sind Sie aufgeregt?«, begrüßte er mich am Telefon.

»Ja, irgendwie schon. Ich habe beschlossen, da morgen hinzufahren.«

»Aber da ist nichts. Da sitzt jemand in einer Schreibstube und heftet den Beschluss in eine Mappe. Da ruft man an, und damit hat sich's.«

»Ich möchte aber gern persönlich dahin fahren und es mir schwarz auf weiß zeigen lassen.«

»Ja, in Ordnung, dann machen Sie das. Aber rufen Sie mich an, sobald Sie es wissen!«

»Versprochen.«

Ich drückte mich auf einem langen Flur in der obersten Etage des Landgerichts herum. Es war gar nicht leicht gewesen, diesen Trakt zu finden. Ich hatte mich mehrfach in den verwinkelten Gängen verlaufen. Die Beschilderung war dürftig. Hier oben war man nicht auf Besucher ausgelegt. Hier arbeitete das bürokratische Herz des Gerichts, abseits der Bühnen der Gerichtssäle.

Es war zehn nach neun, 12. August 2009. Immer wieder huschte ich an der Tür des Raums 1840 vorbei. Hier sollte mein Urteil »verkündet« werden – die Höhe meines Schmerzensgeldes. Aber bisher war nichts geschehen, dabei stand ich schon seit dreißig Minuten hier herum. Ich wartete darauf, dass jemand hinauskäme, etwas verlesen würde oder einen Zettel anschlüge, mich zur Verkündung hineinrufen würde, irgendetwas.

Ich ging noch mal an der Tür vorbei. Diesmal blieb ich stehen und lauschte – nichts zu hören. Ich seufzte und ging den Gang bis zum Ende ab. Es war schon zehn Minuten über die Zeit. Irgendwas musste doch geschehen.

Um Viertel nach neun ging ich wieder an der Zimmertür vorbei, blieb stehen, räusperte mich, ging weiter, kehrte zurück, hustete vor der Tür, in der Hoffnung, dass jemand herauskäme, um zu sehen, wer dort am Eingang stand. Aber es kam niemand, auch dann nicht, als ich meine lächerlichen Hustenanfälle intensivierte.

Ich klopfte und erschrak beinah, als ich »Ja, bitte« hinter der Tür hörte. Vorsichtig streckte ich meinen Kopf in Zimmer 1840 und sah eine junge Frau in Jeans und T-Shirt hinter einem Schreibtisch sitzen und Akten sortieren.

»Sie wünschen?«, fragte sie erstaunt, als sie ein unbekanntes Gesicht in ihrem Büro erblickte. Fremde verirrten sich vermutlich nur selten hierher.

»Ich heiße Christiane Völling«, sagte ich in ihr verdutztes Gesicht. »Mein Urteil soll heute hier verlesen werden.«

»Aha«, antwortete sie unbestimmt.

»Um neun Uhr.«

»Ja, wissen Sie, normalerweise ruft hier ein Anwalt an, und ich sage ihm dann, was in den Unterlagen steht. Das ist die ganze Verkündung.«

»Ich wollte es mit eigenen Augen sehen.«

»Ja, dann«, sagte sie und stand vom Schreibtisch auf. »Ich werde mal sehen, wo das Schreiben steckt. Wie war Ihr Name?«

»Völling. Christiane Völling.«

Sie ging ins Nebenzimmer und kam kurz darauf mit einem Aktenordner zurück, der sich in nichts von den vielen Hundert anderen unterschied, die sie in ihrem Büro umgaben. Mit einem gewichtigen »Puff« platzierte sie ihn auf der Mitte ihres Schreibtisches und schlug ihn auf.

Was für ein schrecklicher Beruf, dachte ich bei mir, fünf Stockwerke über dem echten Leben den zu Papier gewordenen Streit anderer Leute abzuheften.

Aber sie schien ganz zufrieden und suchte mit sicherer Hand meinen Entscheid aus den Papieren des Ordners.

»Ja, liegt schon vor«, sagte sie und schob mir den Ordner so herüber, dass ich das Schreiben lesen konnte.

Staunend las ich. Dann sah ich sie an: »Stimmt das also … dass …«, fragte ich sie ungläubig, »dass ich 100 000 Euro Schmerzensgeld bekomme?«

Sie zog die Akte wieder zu sich herüber, beugte sich vor und las ebenfalls. »Ja, das steht da. Christiane Völling bekommt 100 000 Euro Schmerzensgeld zugesprochen.«

»Also, muss er das jetzt bezahlen?«

»Ja, sicher«, sagte sie schlicht. Sie schien völlig unbeeindruckt von der Tatsache, dass ich gerade erfuhr, dass mein Kontostand sich verhundertfachen sollte. Ich hatte nicht erwartet, dass hier jemand mit der Sektflasche stehen würde, aber ich konnte auch nicht glauben, dass man davon so unberührt sein konnte. 100 000 Euro, das war für mich ein Vermögen! Auch deshalb konnte ich es nicht unterdrücken, lieber noch mal nachzufragen.

»Also, das ist jetzt ganz sicher?«

Sie nickte nur noch und begann langsam, mich anstrengend zu finden.

»Ja, also dann vielen Dank.« Ich verließ das Gerichtsgebäude und konnte es gar nicht glauben.

Als ich drei Wochen danach die vielen Nullen auf meinem Girokonto sah, konnte ich es immer noch nicht fassen. Ich hatte gewonnen. 100 000 Euro waren ein Witz für ein verpfuschtes Leben, aber für mich war es trotzdem eine riesige Summe. Was sollte ich damit anfangen?

Kapitel 12

Christiane und die Ärzte

Ich rührte mein Konto nicht an und beschloss, mich zunächst mit anderen Dingen zu befassen. Ich wollte Thomas körperlich zu Leibe rücken. Ich wollte weiblicher aussehen, und obwohl ich eine Heidenangst hatte, war ich dazu bereit, mich wieder unter das Messer eines Chirurgen zu legen.

Ich machte einen Termin bei der Ärztin, die mich bereits untersucht und mit den Worten »Kann man alles machen!« entlassen hatte. Ich hatte mich gegen »Alles« entschieden. Ich hatte keinen Sex, ich brauchte keine Scheide. Auch an meinen Mikropenis wollte ich sie nicht lassen. Er hatte genug gelitten in all den vielen Operationen, und ich befürchtete, dass sich die Harnröhreninfekte mit jeder weiteren Operation verschlimmern könnten.

Ich wollte nur das loswerden, was ohnehin nie zu mir gehört hatte: meine Hodenprothesen. Wenn Frau Dr. N. sie entfernen würde, sollte sie gleichzeitig die zusammengewachsenen Schamlippen trennen und weiblich formen. Das war alles. Das würde mir reichen.

Dr. N. war eine Koryphäe auf dem Gebiet genitaler Operationen, und ich hatte sie auch in unseren Vorgesprächen als behutsame Medizinerin kennengelernt. Sie war mir angenehm, und ich hatte das Gefühl, ihr vertrauen zu können.

Fast ein halbes Jahr hatte ich bis zur Operation warten müssen. Ich schlief bereits die Nacht davor im Krankenhaus und teilte mir das Zimmer mit einem Transsexuellen, der ebenfalls am nächsten Tag operiert werden sollte. Wir sprachen nicht viel miteinander. Jeder hing seinen eigenen Gedanken nach. Aber schon als wir uns am Vormittag das erste Mal begegnet waren, war mir aufgefallen, wie betont weiblich er oder sie zurechtgemacht war. Er war mir Lichtjahre voraus.

Mein androgyner Versteck-Look war fad gegen seine schöne geblümte Bluse und das lange Haar, das weich über die Schultern fiel. Ich war neidisch auf ihn. Wenn er das konnte, warum traute ich mich das dann nicht? Ich war doch schließlich als Frau geboren worden.

Aber so weit war ich noch nicht. Für mich waren eine randlose Brille und eine Jeans mit beinah unsichtbaren Stickereien schon eine gigantische Anstrengung gewesen. So weit war mein Leben als Frau noch nicht gekommen.

»Ich gebe Ihnen jetzt das Narkosemittel, dann sind Sie gleich weg«, sagte die OP-Schwester zu mir. Ich nickte und hoffte, dass es schnell wirken würde. Ich fühlte mich hilflos wie jeder andere Mensch auch, wenn er nackt auf einem kalten OP-Tisch liegt. Bei mir kamen immer die unguten Erinnerungen an die vielen vorangegangenen Operationen dazu. Aber dieses Mal hatte ich es so gewollt. Es würde alles gut gehen, redete ich mir beruhigend zu.

Frau Dr. N.s Gesicht erschien über meinem: »Na, Frau Völling, wird schon«, sagte sie freundlich. Ich lächelte schon leicht betäubt. Ihr Gesicht verschwand, und ich spürte, wie meine Beine gespreizt und meine Unterschenkel in die kühlen Metallhalterungen des gynäkologischen Operationstisches gelegt wurden. Die Geräusche um mich herum wurden dumpf. Ich fühlte mich freier, war schon fast jenseits der Scham. Ich hörte Frau Dr. N.s Stimme noch einmal: »Irgendjemand wollte doch noch einmal schauen?«, fragte sie in den OP.

»Ja, die Schwesternschülerin«, antwortete ihr die OP-Schwester, die ich direkt hinter meinem Kopf vermutete.

»Na, dann kommen Sie mal ran!«

Eine heiße Welle durchlief meinen Körper. Wie konnte sie das tun? …Warum? … Ich hätte das niemals machen dürfen … nie wieder …

Dann war nur noch weißes Rauschen.

Kapitel 13

Dieser Weg ...

Ich kannte niemanden, der so war wie ich. Jetzt kenne ich viele. Es gibt uns. Wir sind eine Realität. Nach Schätzungen leben 120 000 intersexuelle Menschen in Deutschland – das ist eine ganze Kleinstadt. Jeder Mensch, der nicht intersexuell ist, kennt gewiss einen Intersexuellen – ohne es zu wissen.

Wir sprechen nicht über unser Anderssein. Es ist eines der letzten Tabus unserer Gesellschaft. Homosexuelle und Transsexuelle haben für ihre Rechte gestritten. Die Gesellschaft nahm das am Ende gelassen. Früher wurde hinter vorgehaltener Hand getuschelt, wenn einer »andersrum« war. Heute stehen Politiker, Fernsehstars und Sportler zu ihrer Homosexualität.

Im Vergleich dazu stehen wir Intersexuellen ganz am Anfang.

Ich bin mir sicher: Die Gesellschaft hat letztlich mit uns kein Problem. Sie weiß nur nicht, dass es so viele von uns gibt. Woher auch? Ich glaube, dass es den Menschen wichtiger ist, wie sich jemand verhält, als wie er zwischen den Beinen oder innen drin aussieht. Ob eine »Frau« unterentwickelte Hoden im Bauch hat, ob ein »Mann« einen Penis und eine Scheide hat, wen interessiert das? Wofür ist das entscheidend? Am Ende will man mit der Person auskommen, denn sie ist nun mal da: als Mann von der

Tankstelle, als Sportlehrerin, als Chef oder Kollege, als Freund, Partner, Familienangehöriger, Kumpel oder was weiß ich. Für das Zusammenleben ist es weitaus interessanter und wichtiger zu wissen, was für ein Mensch er ist.

Die Ärzte sagen immer noch, sie »beschützen« die intersexuellen Kinder vor der Gesellschaft, wenn sie ihnen »normale« Genitalien anoperieren. Aber müsste die Anstrengung nicht viel stärker in die Aufklärung gehen? Sie ist katastrophal, diese Aufklärung. Ich habe selbst in meiner Ausbildung zum Krankenpfleger nichts von Intersexualität gehört. In der Schule auch nicht.

Ein großes Problem ist die Tatsache, dass unser Personenstandsgesetz die biologische Tatsache leugnet, dass es Menschen gibt, die zwischen den Geschlechtern stehen. Könnte man neben »männlich« und »weiblich« auch »Hermaphrodit« eintragen, dann wäre viel von dem vermeintlichen Zwang zum schnellen Handeln von Eltern und Medizinern hinfällig. Aber bisher hat unsere »demokratische« Grundordnung keine Antwort auf unser »Anderssein« finden können.

Ärzte sollten nicht länger betroffen herumdrucksen, wenn die Eltern eines intersexuellen Babys fragen, was es denn nun sei: Junge oder Mädchen? Sie sollten sagen: »Sie haben ein gesundes Baby, machen Sie sich keine Sorgen. Das Geschlecht wird sich nur später als bei anderen Kindern zeigen.«

Es gibt mittlerweile verbindliche ethische Leitsätze zum medizinischen Umgang mit Intersexuellen, aber wie verbindlich können sie ohne gesetzliche Grundlage sein? Medizin-fachliche Richtlinien gibt es keine. Letztlich darf in Deutschland jeder Arzt, jeder Chirurg, der sich dazu imstande fühlt, an intersexuellen Menschen diagnostizieren, probieren, operieren.

Man wird »genötigt«, ein Geschlecht in die Geburtsurkunde einzutragen. Und auch die Fragen der Familie, der Nachbarn, der

Freunde – »Was ist es denn?« – muss man irgendwie beantworten. Nicht jeder hat den Mut und die Kraft, dann zu sagen: »Wir wissen es noch nicht.«

Kann man ein Kind »zwischen den Geschlechtern« aufziehen? Setzt man es nicht schrecklichen Hänseleien aus? Ich habe nicht das Glück gehabt, selbst Kinder bekommen zu können. Ich will mir nicht anmaßen, Eltern, die in den allermeisten Fällen immer nur das Beste für ihre Kinder wollen, Ratschläge zu erteilen. Aber ich bitte sie, vorsichtig zu sein, nicht vorschnell Operationen zuzustimmen, sondern nachzufragen: Warum? Und vor allem: Warum jetzt? Warum nicht warten, bis das Kind sich selbst äußern kann?

Eine Mutter wird sich fragen: Als was sehe ich mein Kind? Als Junge oder Mädchen? Ihre Meinung ist wichtig, denn in den allermeisten Fällen wird sie das Kind täglich versorgen. Wenn sie sagt: »Ich habe das Gefühl, das Kind ist eher ein Mädchen«, dann ist es vielleicht dies, was zunächst in die Geburtsurkunde eingetragen und den Verwandten gesagt werden kann.

Doch was wäre so schlimm daran, offen zu sagen: »Aber vielleicht bleibt sie kein Mädchen. Sie kann beides werden. Wir werden sehen, wie sie sich entwickelt«? Warum nicht diese Botschaft auch dem Kind mitgeben: »Du kannst beides sein. Das wird sich zeigen.«

Man kann sein Kind in unserer geschlechtlich zweigeteilten Welt gewiss nicht als Mensch eines »dritten Geschlechts« einfach losmarschieren lassen. Man wird ihm vermitteln müssen: »Die Gesellschaft nimmt dich jetzt als Mädchen wahr, aber das muss nicht so bleiben.« Das Kind wüsste, auf welche Toilette es im Kindergarten gehen müsste, ohne dass man ihm seine körperliche Integrität genommen hätte.

Viele sagen, dieser Ansatz verwirre und störe die psychosexuelle Entwicklung. Aber Wunden und Schmerzen im Intimbereich, zugeführte Hormone, Kastrationen, mangelnde Aufklärung – was machen diese Dinge mit einer psychosexuellen Entwicklung?

Ich habe inzwischen viele Eltern kennengelernt, die ihre Kinder unversehrt lassen. Sie entscheiden sich zwar für einen männlichen oder weiblichen Namen, und sie müssen auch die Einträge in der Geburtsurkunde machen, aber sie wissen: Wenn Inge nach der Pubertät doch Ingo sein möchte, dann hat man ihm wenigstens nicht als Kind den Penis abgeschnitten.

Intersexualität ist keine Krankheit, die Kinder sind fast alle völlig gesund, ihr Aussehen weicht nur von der statistischen Norm ab. Welche Vielfalt geht uns verloren, wenn wir alle auf die Norm zurechtgeschnitten werden? Erlaubt uns unsere Menschlichkeit – und unsere historische Vergangenheit –, an solchen Maßstäben festzuhalten?

Welcher Möglichkeiten beraubt sich die Gesellschaft durch die Vernichtung der Andersartigkeit? Welches soziale, kreative, spirituelle, intellektuelle Potenzial zerstört sie fahrlässig, indem sie die Existenz von Menschen zwischen den Geschlechtern schlichtweg leugnet und diese aus der Gemeinschaft beseitigt, indem sie sie in die duale Struktur Männlich/Weiblich zwingt?

Andere Kulturen haben begriffen, dass Mittler zwischen den Geschlechtern bedeutend für das soziale Gefüge sein können. Warum tun wir uns so schwer damit? Weil Gott Mann und Frau erschuf und sonst nichts? Aber liebt er nicht auch die Vielfalt seiner Lebewesen?

Ich bin nicht religiös, aber unsere ethischen Grundsätze sind unleugbar mit der Religion verknüpft – und ethisch ist es nicht vertretbar, an Menschen herumzuschneiden, damit sie in einen Dualismus passen, der von Anfang an eine Illusion war.

Nach meiner letzten Operation hatte ich beschlossen: Jetzt ist es endgültig genug! Nie wieder würde mich ein Chirurg unter das Messer bekommen. Nie wieder würde ich mich zur Schau stellen lassen, den voyeuristischen Blicken anderer hilflos ausgeliefert. Ich blieb, wie ich war – mit einem Geschlecht, das halb Mann, halb Frau war.

Ich fing an zu träumen. Noch einmal neu anfangen, das wär's. Wegziehen von hier, wo alle meine Metamorphose von Thomas zu Christiane verfolgt hatten. Irgendwohin gehen, wo ich von vornherein Christiane wäre, ohne mich erklären zu müssen.

Eine neue Stadt, vielleicht eine kleine Eigentumswohnung von dem Geld kaufen und eine neue Arbeitsstelle als Schwester Christiane antreten. Das wäre wunderbar. Ein Traum.

Und es würde ein Traum bleiben: 50 Jahre alt, Status: schwerbehindert, Christiane Völling mit Arbeitszeugnissen aus dreißig Jahren Berufsleben, allesamt auf den Namen Thomas Völling ausgestellt. Niemand würde mich einstellen. Für mich gab es kein Leben ohne Erklärungen, und für mich würde es auch keinen Neuanfang geben.

Ich konnte nicht weglaufen, auch nicht mit meinem neu gewonnenen »Reichtum«. Ich würde Christiane, die Thomas war, bleiben.

Je länger ich darüber nachdachte, desto klarer wurde mir, dass ich das überall auf der Welt bleiben würde. Es gehörte zu mir. Ich war ich, ich würde es bleiben, ein Dazwischenwesen. Es war mein Dazwischenleben. Da musste ich durch.

Ich rührte meinen neuen »Reichtum« nicht an. Ich kaufte mir nur eine einzige Sache von dem Geld: die CD mit dem Lied von Xavier Naidoo, das ich einmal im Autoradio gehört hatte und dessen Zeilen mich seitdem nicht mehr losgelassen hatten:

»Dieser Weg wird kein leichter sein.

Dieser Weg wird steinig und schwer.
Nicht mit vielen wirst du dir einig sein,
doch dieses Leben bietet so viel mehr ...«

Was das Leben noch zu bieten hatte, wusste ich nicht. Ich musste es langsam angehen. Die vergangenen Jahre waren so rasant gewesen. Plötzlich war Christiane da gewesen und hatte trotzig der Welt die Stirn geboten. Thomas war verschwunden, der ungeliebte, aber auch gequälte, gedemütigte Thomas.

Erst langsam begriff ich, wie viel von ihm noch da war und dass Christiane sich ständig hinter ihm verstecken wollte. Thomas war sicheres Terrain. Christiane war oft genug eine Heulsuse. Ich musste langsam wachsen. Zusammenwachsen als Thomas und Christiane, um ein ganzer Mensch zu bleiben, zu werden. Meine Schritte würden klein sein. Sehr klein. Nicht größer als die Bluse aus geblümtem Stoff, die ich letzte Woche im Schaufenster gesehen hatte.

Danksagung

Die Idee, mein Leben aufzuschreiben und so einem größeren und interessierten Publikum das Tabuthema »Intersexualität« näherzubringen, entstand am selben Tag, an dem das Kölner Landgericht am 6. Februar 2008 das Grundurteil über meinen Schmerzensgeldprozess fällte.

Ich konnte kaum glauben, was der Vorsitzende Richter soeben verkündet hatte, auch fielen mir seine Worte wieder ein, die er am 12. Dezember 2007, also knapp drei Monate vorher, über meine Klage aussprach: »Heute wurde ein neues Feld in der Justizgeschichte dieses Landes betreten.« Was so viel bedeutete wie: So etwas gab es bisher noch nicht, hier wird ein Präzedenzfall geschaffen.

Nach der Urteilsverkündung saß ich noch eine geraume Weile auf dem Gerichtsflur und versuchte, umgeben von Journalisten und surrenden Kameras, meine Gedanken in geordnete Bahnen zu lenken. Meine Idee, so fand ich, war nicht schlecht, aber wie schreibt man ein Buch, welcher Verlag würde sich für mein verworrenes Leben, für all die unfassbaren Arztfehler interessieren? Würde sich die Öffentlichkeit von dieser komplexen Thematik überhaupt fesseln lassen? Wie stellt man ein Buch innerhalb kurzer Zeit fertig? Mir war sofort klar, dass ich bei meinem Projekt Hilfe benötigen würde, jemanden, der bereits Erfahrung im Umgang mit den Medien hatte, gut schreiben konnte und bereit war, sich auf mein Leben einzulassen. Wer vereinte all diese Qualitäten in sich? Suchend schaute ich mich unter den Reportern um. Waren sie nicht alle hier, um über mein Leben zu berichten? Auch hatten sie von Berufs wegen Medienerfahrung und waren im Schreiben ausgebildet worden. Doch bevor ich einem von den vielen Journalisten meine Idee näherbringen konnte, trat meine spätere Koautorin, Britta Julia Dombrowe, auf mich zu. Ihre erfrischend offene und ehrliche Art nahm mich sofort ein. Spontan fragte ich sie, ob sie eventuell an einem Buchprojekt interessiert sei und mir bei meiner Autobiografie helfen würde. Zu meiner Überraschung willigte sie ein. Doch sollten noch weitere anderthalb Jahre vergehen, bis wir erneut Gelegenheit hatten, das Buchprojekt zu thematisieren. Es war also kurz nach dem Schlussurteil vom 12. August 2009. Jetzt schien auch die beste Zeit für die Realisierung meiner Idee, waren doch meine laufenden Verfahren endlich zum Abschluss gebracht worden. Begeistert stürzten wir uns in die vor uns liegenden Aufgaben. Mit ihren vielfältigen Kontakten fand Britta Dombrowe bald einen Verlag, der sich bereit erklärte, unsere Arbeit zu unterstützen. Auf die schriftliche Zusage des Verlages, meine Autobiografie zu veröffentlichen, folgten viele intensive und auch anstrengende Gespräche über mein Leben. Brittas vertrauliches und einfühlsames Wesen nahmen mir meine Hemmungen. So war ich in der Lage, ihr auch einige sehr intime Geschehnisse zu erzählen. Ihre starke Persönlichkeit gab mir Halt, wenn ich in unseren Gesprächen zusehen musste, wie mein Leben durch ihre konkreten Fragen in tausend kleine Stücke zerbrach – wurden mir doch so immer wieder schmerzhaft mein nicht gelebtes Leben und die mir zugefügten psychischen und physischen

Wunden bewusst. Ihrer Redegewandtheit und regen Schreib-
freudigkeit sowie ihrer unermüdlichen Tatkraft habe ich es zu
verdanken, dass meine Idee – dieses Buch – realisiert werden
konnte. Hierfür und dass ich in ihr eine liebe und verständnis-
volle Freundin finden durfte, danke ich ihr herzlich.

Mein weiterer Dank gilt dem Fackelträger Verlag, hier insbesondere Herrn Moritz Kienast, der sich von diesem Buchprojekt
zur Enttabuisierung der Intersexualität sofort begeistern ließ und
weder Kosten noch Zeit scheute, dieses Buch gelingen zu lassen.
Sein geduldiges und verständnisvolles Zuhören und seine unermüdlichen Ratschläge, aber auch seine feinfühlige Kritik bestärk-
ten meinen Plan, mich mit meinem in Buchform festgehaltenen
Leben an die Öffentlichkeit zu wenden.

Aber was wäre dieses Buch ohne diesen ersten von einem intersexuellen Menschen gegen einen Arzt erfolgreich geführten
Schmerzensgeldprozess? Und was ist ein Gerichtsverfahren ohne
Anwalt? Einen Anwalt, der mutig genug war, meine bei ihm ein-
gereichten Unterlagen ernst zu nehmen, und noch mutiger war,
eine Klage auf Schmerzensgeld wegen eines knapp dreißig Jahre
zurückliegenden körperlich zugefügten Schadens anzustreben,
deren Verlauf und Ausgang völlig ungewiss war. Diesen Anwalt
fand ich in Dr. Georg Groth. Seiner Tatkraft, Hartnäckigkeit und
seinem beruflichen Können verdanke ich nicht nur meinen er-
folgreichen Prozess. Durch seine Kontakte ermöglichte er mir,
mit meiner Geschichte an die Öffentlichkeit zu gehen. Erst dadurch entstand dieses rege Medieninteresse, nicht nur an meiner
Person, sondern auch an dem Tabuthema Intersexualität, das
seitdem, auch von Politikern, viel diskutiert wird und aus etli-
chen Reportagen nicht mehr wegzudenken ist. Besonderer Dank
gebührt allen Mitgliedern der Selbsthilfegruppe »XY-Frauen«
und des Vereins »Intersexuelle Menschen« für ihre finanzielle

Unterstützung und ihren Vorsitzenden für die spontane Bereitschaft, mir mit ihrem Fachwissen zu helfen. Ihre Aufgeschlossenheit und mitfühlende Art ermöglichten mir den Beginn meines zweiten Lebens. Durch ihre verständnisvollen Gespräche stärkten sie mein Selbstwertgefühl und ermutigten mich, den von mir eingeschlagenen Weg weiterzugehen. Den Kontakt zu ihnen möchte ich nicht mehr missen.

Ferner bedanke ich mich bei der Schweizerin Daniela »Nella« Truffer und ihrem Freund Seelenlos, den Vorsitzenden der Schweizer Menschenrechtsgruppe »Zwischengeschlecht.org«. Durch ihre politische Aktivität und ihren unerschütterlichen Mut, für die Rechte zwischengeschlechtlicher Menschen zu demonstrieren, fanden sie sich an den öffentlichen Verhandlungstagen vor dem Kölner Landgericht ein, verteilten unermüdlich Flugblätter an umstehende Passanten und forderten mit ihren ebenfalls aus der Schweiz angereisten Sympathisanten auf eigens bedruckten T-Shirts und selbst hergestellten Spruchbändern »Menschenrechte auch für Zwitter«.

Des Weiteren bedanke ich mich bei der ehemaligen Vorsitzenden der DGTI (Deutsche Gesellschaft für Transsexualität und Intersexualität) für ihre umfassende Hilfe bei meinen Antragstellungen auf Berichtigung meines Personenstandes und den Auseinandersetzungen mit meiner Krankenkasse. Viele andere ebneten mir meinen steinigen Weg ins neue Leben und akzeptieren mich so, wie ich bin. Hierzu zählen insbesondere meine Geschwister sowie meine Arbeitskolleginnen und -kollegen, meine Vorgesetzte, aber auch alle anderen Angestellten meines Arbeitgebers. Ihnen und allen weiteren Personen, die mich noch aus meinem alten Leben kennen und meine Verwandlung miterlebten und unterstützten, danke ich ebenfalls.

Anhang

Glossar zur Intersexualität

Adrenogenitales Syndrom (AGS)
vererbte Störung der Nebennierenrinde. Durch Enzymmangel wird die ausreichende Produktion von körpereigenem Kortison und teilweise auch Aldosteron in der Nebennierenrinde verhindert. Kortison beeinflusst den Zucker-, Salz- und Wasserhaushalt und ist ein lebenswichtiges Stresshormon. Zwei Drittel der Betroffenen leiden als Neugeborene unter dem Salzverlustsyndrom, das lebensbedrohlich sein kann. Ein AGSler muss lebenslänglich Kortison in Tablettenform zu sich nehmen.

Aufgrund dieses Stoffwechseldefekts werden Vorstufen des Kortisons, die nicht weiterverarbeitet werden können, in männliche Hormone umgewandelt. Es gibt verschiedene Formen von AGS, allen ist jedoch ein Überschuss von männlichen Sexualhormonen (Androgenen) gemeinsam. Ist der Überschuss von Androgenen bereits vor der Geburt vorhanden, kommen Mädchen mit AGS häufig mit einem vermännlichten äußeren Genital zur Welt. Die inneren Geschlechtsorgane sind jedoch weiblich. Bei einer früh einsetzenden Behandlung sind Mädchen mit AGS normal fruchtbar. Jungen haben keine Veränderung der äußeren Geschlechtsmerkmale.

Eine frühzeitige Scheinpubertät kann bei beiden Geschlechtern auftreten, wenn das AGS nicht rechtzeitig erkannt und behandelt wird. Ohne Behandlung schließen sich die Knochenfugen vorzeitig. Auch kann das kindliche Geschlechtsgewebe nicht schnell genug mitreifen. Die Betroffenen bleiben sehr klein und werden unfruchtbar.

Leichte Formen können erst im Laufe eines Lebens in Erscheinung treten: Die betroffenen erwachsenen Frauen leiden dann eventuell unter unerfülltem Kinderwunsch, zunehmender Behaarung (Damenbart) und Zyklusstörungen. Knaben und Männer mit leichten Formen des AGS werden zumeist nicht erkannt.

Androgen
Sammelbezeichnung für männliche Geschlechtshormone (zum Beispiel Testosteron)

Androgenresistenz
Form von Intersexualität. Bei einem XY-Chromosomensatz reagiert der Körper nicht auf Androgene und führt bei kompletter Androgenresistenz (CAIS = Complete Androgen Insensitivity Syndrome) zu einem weiblichen Erscheinungsbild, im partiellen Fall (PAIS = Partial Androgen Insensitivity Syndrome) zu einer unterschiedlich starken Vermännlichung des äußeren Genitals und des Erscheinungsbildes insgesamt. In beiden Fällen sind innen liegende Hoden vorhanden.

Chromosom
fadenförmiges Gebilde im Zellkern, das das Erbgut eines Lebewesens trägt. Sie sind die sichtbaren Träger der Erbsubstanz. Im

Normalfall gibt es 23 Chromosomenpaare, wovon das 45. und das 46. Chromosom die »Geschlechtschromosomen« darstellen. Bestimmte Veränderungen auf den Geschlechtschromosomen sowie auf den Chromosomen 9, 10 und 17 können zu intersexuellen Entwicklungen führen.

Drittes Geschlecht

1904 veröffentlichte der Arzt und Wissenschaftler Magnus Hirschfeld sein Buch *Berlins drittes Geschlecht*. Er bezog sich dabei auf homosexuelle Frauen und Männer. Heute wird der Begriff nicht nur für die Beschreibung einer sexuellen Orientierung verwendet. Vielmehr wird er für und von Personen angewendet, die sich im gesellschaftlichen Dualismus Mann/Frau körperlich und seelisch nicht vollständig begriffen fühlen, da sie sich als »von beidem etwas« oder »weder noch« verstehen. In einigen Kulturen werden neben der Unterscheidung in Mann und Frau weitere Geschlechtskategorien gelebt. Dass das biologische Geschlecht mit dem psychologischen nicht immer übereinstimmt, ist inzwischen bekannt. Die Frage, ob Intersexuelle zu einem dritten Geschlecht gehören, wird unterschiedlich diskutiert. Kritiker der Zwei-Geschlechter-Gesellschaft nutzen den Begriff des »dritten Geschlechts«, um auf die biologische Tatsache hinzuweisen, dass es Menschen mit uneindeutigem Geschlecht tatsächlich gibt. Die aktuelle Diskussion schließt den Vorschlag einer Gesetzesänderung mit ein, die neben den bisher vorgesehenen Geschlechtern Männlich und Weiblich einen dritten Personenstand vorsieht, zum Beispiel als: Zwitter, Hermaphrodit oder Intersexuelle/r.

Disorder of Sex Development (DSD)

ersetzt in der Wissenschaft zunehmend das Wort »Intersexualität«, um eine internationale Terminologie zu schaffen. Übersetzt

heißt der Begriff etwa: »Störung der Geschlechtsentwicklung«.
Viele Betroffene kritisieren die Bezeichnung ihrer besonderen
Entwicklung als »Störung«.

Endokrinologie

Lehre von der Funktion und Beschaffenheit der Hormone und
hormonproduzierenden Drüsen, zu denen zum Beispiel die Nebennierenrinde und die Schilddrüse gehören.

Feminisierung

Verweiblichung des Körpers (Brustwachstum, weibliche Körperformen). Bei Störungen der Androgenproduktion oder -wirkung
kann Feminisierung auch bei Personen mit XY-Chromosomensatz auftreten, ein chromosomal männlich angelegter Mensch
entwickelt dann ein weibliches Erscheinungsbild (siehe XY-
Frauen).

Geburtsgeschlecht

Unter Geburtsgeschlecht versteht man das Geschlecht, das einem
Kind unmittelbar nach der Geburt zugeteilt wird. In der Regel
sind dabei die äußeren Genitalien bestimmend. In Deutschland
ist ein Eintrag in die Geburtsurkunde innerhalb von sieben Werktagen durchzuführen. Bei nicht eindeutigem Genital kann ein
Aufschub gewährt werden. Dann wird nach weiteren diagnosti-
schen Maßnahmen entschieden, zu welchem Geschlecht das Kind
juristisch gehören soll. Viele Intersexuelle fordern die juristische
Änderung zur Möglichkeit hin, neben »männlich« und »weiblich«
auch »Zwitter«, »Hermaphrodit«, »intersexuell« oder schlichtweg
»uneindeutig« eintragen lassen zu können, da man so den intersexuellen Menschen gerecht würde und Eltern sowie Ärzten der
Druck zu schnellen Entscheidungen genommen würde.

Geschlecht

Seit den 1950er-Jahren unterscheidet man im Englischen zwischen den Begriffen »Sex« und »Gender«. »Sex« steht für das biologische Geschlecht, »Gender« hingegen für das psychosoziale. Man kann einen Organismus auf mehreren Ebenen einem Geschlecht zuordnen: Es gibt ein chromosomales Geschlecht, ein hormonelles Geschlecht, ein genitales Geschlecht, ein gonadales Geschlecht (welche Keimdrüsen sind vorhanden: Eierstöcke oder/und Hoden?), ein morphologisches Geschlecht (physische Geschlechtsunterschiede, sekundäre Geschlechtsmerkmale) und ein psychosoziales Geschlecht (wie fühlt/verhält sich das Individuum?). Die Zuordnung eines Individuums zu einem Geschlecht muss nicht auf allen Ebenen übereinstimmen (wie es bei der Intersexualität der Fall ist).

Geschlechtsidentität

Geschlechtsidentität ist das subjektive Gefühl eines Menschen, sich als Mann oder Frau (oder dazwischen) zu erleben. Der Begriff wurde jedoch erst in den 1950er-Jahren durch John Money im englischen Sprachraum eingeführt. Die Geschlechtsidentität bildet sich aus durch Selbst- und Fremdkategorisierungen sowie Selbst- und Fremdwahrnehmung. Dabei sind folgende Aspekte von grundlegender Bedeutung: Geschlechtszuweisung nach der Geburt, körperliche und psychische Prädispositionen und Entwicklungen, elterliche und gesellschaftliche Einstellungen, Körpergefühl, Interaktionen mit Gleichaltrigen (Peers).

Geschlechtsorgane

Darunter fasst man die Organe zusammen, die beim Geschlechtsverkehr (Koitus) und für die Fortpflanzung eine Rolle spielen. Man unterscheidet äußere und innere sowie primäre und sekundäre Geschlechtsorgane. Die äußeren Geschlechtsorgane sind von außen sichtbar. Bei der Frau zählen dazu der Schamhügel, die Schamlippen, die Schamspalte, der Kitzler, der Scheidenvorhof und die Bartholin'schen Drüsen, beim Mann das Glied und der Hodensack. Die inneren Geschlechtsorgane befinden sich im Körperinneren. Bei der Frau gehören dazu paarig die Eierstöcke und Eileiter sowie unpaarig Gebärmutter und Scheide. Beim Mann zählen dazu paarig die Hoden, Nebenhoden, Samenleiter, Ausspritzungsgänge, Bläschendrüsen, Cowper-Drüsen und unpaarig die Vorsteherdrüse und die Harnsamenröhre. Die primären Geschlechtsorgane sind bereits bei der Geburt ausgebildet und verändern sich in der Pubertät, die sekundären entwickeln sich erst in der Pubertät (beim Mann: Bart, Körperbehaarung, tiefe Stimme, Adamsapfel; bei der Frau: Brüste, weiblicher Behaarungstyp, hohe Stimme).

Bei verschiedenen Formen der Intersexualität können sowohl die inneren wie auch die äußeren Geschlechtsorgane entweder fehlen, unterentwickelt oder nicht typisch für eines der beiden Geschlechter ausgebildet sein.

Geschlechtsrolle

Geschlechtsrollen umfassen die Gesamtheit der kulturell erwarteten, als angemessen betrachteten und zugeschriebenen Fähigkeiten, Interessen, Einstellungen, Persönlichkeitszüge und Verhaltensweisen, die eine bestimmte Gesellschaft mit Männlichkeit und Weiblichkeit assoziiert. Sie stellen variable Konstrukte von Erwartungen sozial erwünschter Vorstellungen dar, die durch Eltern und Gesellschaft an eine Person herangetragen werden.

Gestagene

weibliche Geschlechtshormone

Gonaden
Keim- oder Geschlechtsdrüsen (Eierstöcke bei der Frau, Hoden beim Mann), die Sexualhormone und Keimzellen erzeugen.

Gonadektomie (Kastration)
Entfernung der Keimdrüsen. Sie wird bei verschiedenen Formen der Intersexualität mit der Begründung durchgeführt, bösartige Tumorbildung zu verhindern. Neue Forschungen zeigen aber, dass das Krebsrisiko sehr unterschiedlich ausfällt, sodass am individuellen Fall entschieden werden sollte. Menschen, denen die Keimdrüsen entfernt werden, müssen ihr Leben lang Hormone zuführen, da diese nicht nur in geschlechtlichen Zusammenhängen von Bedeutung sind, sondern beispielsweise auch für die Stabilität der Knochen.

Harnröhrenkorrektur
Bei Fehlbildungen des Penis kann durch chirurgische Technik eine Harnröhre neu gebildet werden. Dazu werden Vorhaut, Penisschafthaut oder Mundschleimhaut verwendet. Nach Operationen an der Harnröhre kann es zu Verengungen (Stenosen) kommen, die erneute Operationen erforderlich machen.

Hermaphroditismus, Echter
Eine Person mit Hermaphroditismus besitzt Keimdrüsengewebe beider Geschlechter. Dabei können die Keimdrüsenanlagen getrennt sein: Auf der einen Seite findet sich ein Eierstock, auf der anderen Seite ein Hoden, oder aber es besteht auf jeder Seite ein Mischgewebe. Der Chromosomensatz kann variabel sein und sowohl ein männliches oder weibliches chromosomales Geschlecht aufweisen. Häufig wird auch ein abweichender chromosomaler Status festgestellt, dann können die Körperzellen verschiedene

239

Ausprägungen haben. Auch das äußere Erscheinungsbild Betroffener ist variabel und kann sowohl männlich als auch weiblich oder nicht zuordenbar sein.

Hypospadie

Bei der Hypospadie (untere Harnröhrenspalte) handelt es sich um eine angeborene Fehlbildung der Harnröhre, wobei diese an der Unterseite des männlichen Gliedes bzw. im vorderen Scheidengewölbe mündet. Bei der Hypospadie werden verschiedene Schweregrade unterschieden, wobei die Harnröhrenmündung beim Mann an der Unterseite der Eichel, der Kranzfurche, am Penisschaft, am Schaft-Hodensack-Übergang, am Damm oder im gespaltenen Hodensack liegen kann. Häufig findet sich zusätzlich eine Hodenfehllage. Bei einer weiblichen Hypospadie fehlt die Harnröhre ganz, sodass der Urin am Scheideneingang direkt aus der Harnblase austritt und zu Harninkontinenz führt. Außerdem liegt häufig eine Vergrößerung der Klitoris vor. Hypospadien treten bei verschiedenen Störungen der typischen Geschlechtsdifferenzierung auf.

Intersexualität

Intersexualität lässt sich übersetzen mit »zwischen den Geschlechtern«. Als Intersexualität wird die fehlende Übereinstimmung der körperlichen Geschlechtsmerkmale (Chromosomen, Gene, Hormone, Gonaden, äußere Geschlechtsmerkmale) eines Menschen verstanden. Dies bedeutet, dass bei Personen mit Intersexualität gleichzeitig (vollständig oder teilweise) Geschlechtsmerkmale vorkommen, die sich normalerweise *entweder* bei Frauen *oder* Männern finden lassen. Eine Vielzahl von Faktoren kann bedingen, dass das Erscheinungsbild eines Menschen von seinem chromosomalen oder gonadalen Geschlecht abweicht. Es werden über 20 verschiedene Formen von Intersexualität unterschieden. Ihnen ist gemeinsam, dass es bereits im Mutterleib während der Differenzierung des Körpergeschlechts zu einer untypischen Entwicklung gekommen ist. Während das chromosomale Geschlecht (normalerweise 46 XX für Weiblich und 46 XY für Männlich) bereits im Augenblick der Befruchtung der Eizelle durch die Samenzelle festgelegt wird, vollzieht sich die Entwicklung der Gonaden über verschiedene Entwicklungsschritte, entweder zur typisch weiblichen (Eierstöcke) oder typisch männlichen Form (Hoden). Die Entwicklung zum äußeren Erscheinungsbild der primären Geschlechtsmerkmale (Penis, Hodensack bzw. Scheidenvorhof, Klitoris, Schamlippen) wird über komplexe Mechanismen hormonell gesteuert. Bei jedem einzelnen dieser Schritte kann es zu Abweichungen vom typischen Verlauf kommen, woraus sich dann unterschiedliche Ausprägungen der Geschlechtsorgane ergeben können. So kann es sein, dass Neugeborene hinsichtlich ihrer äußeren Geschlechtsorgane eindeutig männlich oder weiblich erscheinen, obwohl sie einen davon abweichenden Chromosomensatz besitzen. In anderen Fällen bildet sich ein nicht eindeutiges Genital. In diesen Fällen wird die Intersexualität meist direkt nach der Geburt festgestellt. Bei anderen wird die untypische Geschlechtsentwicklung erst im Laufe der Kindheit und vor allem in der Pubertät deutlich (zum Beispiel, wenn ein Mädchen zunehmend vermännlicht).

Klinefelter-Syndrom

Bei dem Klinefelter-Syndrom handelt es sich nicht um eine Form der Intersexualität, da keine Diskrepanz zwischen dem Erscheinungsbild der Genitalien und dem (männlichen) Chromosomensatz besteht. Es handelt sich vielmehr um eine Chromosomenabweichung. Zusätzlich zum normalen männlichen

Chromosomensatz liegt in den meisten Fällen (80 Prozent) ein weiteres X-Chromosom vor (XXY), sodass 47 statt der regulären 46 Chromosomen vorhanden sind. Ursache ist eine Fehlverteilung der Chromosomen in den elterlichen Keimzellen, die bei der Genese der Keimzellen entsteht. In der Regel handelt es sich hierbei um ein zufälliges, auf keine erkennbaren Ursachen zurückzuführendes Ereignis. Patienten mit Klinefelter-Syndrom fallen meist erst in der Pubertät auf, viele bleiben aber unentdeckt. Es liegen nur diskrete Symptome vor. Hauptsymptom ist eine Unterentwicklung der Hoden und die daraus resultierende Unfruchtbarkeit. Ebenfalls durch diese Unterentwicklung bedingt ist ein stark verminderter Testosteronspiegel, sodass die Entwicklung sekundärer männlicher Geschlechtsmerkmale untypischer ausfallen kann: zum Beispiel spärlicher Bartwuchs und übermäßige Brustentwicklung.

Klitorishypertrophie

Vergrößerung der Klitoris über den »Normalwert«. Als »normal« gilt beim weiblichen Säugling eine Klitorislänge bis zu 1 cm. Die Klitorishypertrophie kommt oft beim Adrenogenitalen Syndrom vor.

Klitorisreduktion

chirurgische Operation zur Verkleinerung der Klitoris, unter Erhaltung von Blutgefäßen und Gefühlsnerven. Zurzeit wird diskutiert, ob derartige Operationen überhaupt im Kindesalter durchgeführt werden sollen. Die These, dass eine vergrößerte Klitoris zwangsläufig zu einer Störung der psychosexuellen Entwicklung eines Mädchens führen würde, kann nicht mehr aufrechterhalten werden. Vor allem sind die Traumatisierungen, die solche Operationen im Genitalbereich hervorrufen können, nicht zu unterschätzen, da sie ebenso zu einer Beeinträchtigung der psychosexuellen Entwicklung führen können.

Mikropenis

allgemeiner Begriff, der lediglich auf einen rein äußerlichen Aspekt hinweist: Der Penis ist (gemäß Definition und Vergleich mit Normwerten) sehr klein. Von einem Mikropenis wird aus medizinischer Perspektive gesprochen, wenn der Penis eines Neugeborenen weniger als 2,5 cm lang ist – betroffen sind davon lediglich 0,6 Prozent aller männlichen Neugeborenen. Die Ursachen eines Mikropenis können verschiedener Art sein. Allgemein gesagt handelt es sich um eine Wachstumsstörung des Penis während der beiden letzten Drittel der Schwangerschaft. Eine mögliche Ursache einer solchen Wachstumsstörung kann eine genetische Abweichung sein (beispielsweise eine Mutation auf dem Y-Chromosom), die bewirkt, dass entweder keine oder nur wenig männliche Hormone produziert werden. Möglich ist auch, dass zwar genügend männliche Hormone produziert werden, sie allerdings nicht wirken können, wie es bei der Androgenresistenz der Fall ist.

Früher wurde meistens der Rat gegeben, Jungen mit Mikropenis als Mädchen aufzuziehen und das Genital operativ dem eines Mädchens anzugleichen. Diese Vorgehensweise ist kritikwürdig, da solch radikale Maßnahmen zu Geschlechtsidentitätsstörungen führen können und das Recht des Säuglings auf Unversehrtheit des Körpers und auf sexuelle Selbstbestimmung verletzen.

Nicht eindeutiges Genital

Von einem nicht eindeutigen Genital wird dann gesprochen, wenn aufgrund des äußeren Erscheinungsbildes der Geschlechtsorgane nicht eindeutig festgestellt werden kann, ob es sich um einen Jungen/einen Mann oder um ein Mädchen/eine Frau handelt. Das Aussehen der Geschlechtsorgane kann auf vielerlei Arten von einem statistisch typisch männlichen oder typisch weiblichen Aussehen abweichen. Die Medizin kennt die fünfstufige Skala der Prader-Stadien, nach der eingeteilt wird, wie stark das Geschlecht von der statistischen Norm abweicht und welchem Geschlecht es am ähnlichsten sieht. Bei Personen mit chromosomal weiblichem Genotyp (XX) findet sich beispielsweise eine vergrößerte, penisähnliche Klitoris; die Harnröhrenöffnung kann sich dabei entweder entlang, an der Spitze oder am Grund der Klitoris befinden. Die Schamlippen können zusammengewachsen sein und einem Hodensack ähneln. Bei Personen mit chromosomal männlichem Genotyp (XY) findet sich beispielsweise ein kleiner Penis (weniger als 2 bis 3 cm), der an eine vergrößerte Klitoris erinnert. Die Öffnung der Harnröhre kann sich überall entlang des Penis, an dessen Spitze oder am Penisgrund befinden (Hypospadie). Manchmal ist ein verkleinerter Hodensack vorhanden, der verschiedene Grade einer Spaltung aufweisen und dadurch weiblichen Schamlippen ähneln kann. Das untypische äußere Erscheinungsbild des Genitals sagt nichts über das Vorhandensein innerer Geschlechtsorgane und deren Funktionsfähigkeit aus. Um Aussagen über die voraussichtliche Pubertätsentwicklung und eine etwaige Fortpflanzungsfähigkeit machen zu können, ist eine differenzierte Diagnostik notwendig. Über das geschlechtliche Zugehörigkeitsgefühl der betroffenen Person kann man jedoch nur Vermutungen anstellen, endgültige Sicherheit kann nur sie selbst geben.

Osteoporose
Verminderung der Knochensubstanz und -struktur mit der Folge einer erhöhten Knochenbrüchigkeit. Für die Stabilität der Knochen spielen Hormonen eine wichtige Rolle.

Ovar

Das Ovar bezeichnet in der medizinischen Fachsprache den Eierstock. Unter Ovarektomie versteht man die operative Entfernung eines Eierstocks oder beider Eierstöcke.

Pseudohermaphroditismus

Ein veralteter Begriff, der bei Vorliegen einer Geschlechtsentwicklungsstörung eine Abgrenzung vom Echten Hermaphroditismus erlauben soll. Beim Echten Hermaphroditismus liegt männliches und weibliches Keimdrüsengewebe vor, beim Pseudohermaphroditismus hingegen liegt in einer Person nur entweder männliches oder weibliches Keimdrüsengewebe vor. Das gonadale Geschlecht lässt sich hierbei also eindeutig zuordnen. Das äußere (morphologische) Geschlecht weicht beim Pseudohermaphroditismus aber vom gonadalen Geschlecht ab. Beispiele hierfür sind Betroffene des 5-Alpha-Reduktase-Mangels und der Androgenresistenz.

Psychosexuelle Entwicklung

Der Begriff der psychosexuellen Entwicklung geht auf Sigmund Freud zurück. In seiner psychoanalytischen Entwicklungstheorie (1905) möchte er Sexualität nicht gleichgesetzt wissen mit sexuellem Verhalten im Erwachsenenalter, sondern beschreibt unterschiedliche Phasen der Lust- und Triebbefriedigung (orale, anale, phallische, ödipale Phase, Latenz und Pubertät), die jedes Kind in den ersten Jahren seines Lebens durchwandert. Eine Bewältigung der Aufgaben in den jeweiligen Phasen führt zur gesunden psychischen Weiterentwicklung. Während zu Beginn des 20. Jahrhunderts angenommen wurde, dass zwischen Mädchen und Jungen in den ersten beiden Lebensjahren kein Unterschied in der psychosexuellen Entwicklung besteht, haben Befunde der empirischen Kleinkindforschung gezeigt, dass dies praktisch ab der

Geburt der Fall ist. Für die Sexualentwicklung spielen die Entdeckung der Genitalien sowie allgemeine Körpererfahrungen (z. B. Doktorspiele im Kleinkindalter), vor allem aber auch die Interaktion mit wichtigen Bezugspersonen eine große Rolle. Der Begriff »Geschlechtsidentität« wurde erst in den 1960er-Jahren durch den amerikanischen Psychiater und Psychoanalytiker Robert J. Stoller mit der psychosexuellen Entwicklung in Zusammenhang gebracht.

Salzverlustsyndrom

Durch den Mangel an Kortison kann es beim Adrenogenitalen Syndrom zu einem Salzverlustsyndrom kommen. Dies tritt dann beim unerkannten AGS typischerweise etwa in der zweiten bis dritten Lebenswoche auf. Kinder mit einem Salzverlustsyndrom sind lebensbedrohlich erkrankt. Der Hormonmangel führt zu schweren Unterzuckerungen und zu schweren Verlusten lebensnotwendiger Salze (z. B. Natriumchlorid, sogenanntes Kochsalz). Beim Salzverlustsyndrom ist die sofortige Gabe von Flüssigkeit, Salzen, Kortisol und Aldosteron erforderlich. Es kann auch eintreten, wenn ältere Patienten mit AGS die Zufuhr von Kortisol unterbrechen oder wenn es im Rahmen einer anderweitigen Krankheit nicht ausreichend in seiner Dosis angehoben wird. Deshalb haben Patienten mit AGS stets einen Notfallausweis bei sich, der auf diese Gefahr hinweist.

Sexualhormone

Hormone, die die Geschlechtsorgane und -merkmale bilden und Sexualität und Fortpflanzung wesentlich bestimmen. Zu den weiblichen Sexualhormonen gehören vor allem die Östrogene und Progesterone, zu den männlichen Sexualhormonen die Androgene, darunter vor allem das Testosteron. Sexualhormone haben auch andere Funktionen, sie sind beispielsweise wichtig für den Knochenbau.

SRY-Gen

Hat der Embryo den Chromosomensatz 46, XY, so wird ab der sechsten Woche das SRY-Gen (Sex Determining Region on Y) aktiv. Dieses Gen wurde 1990 identifiziert und befindet sich auf dem Y-Chromosom kurz unterhalb der geschlechtsbestimmenden Region, der sogenannten pseudoautosomalen Region (PAR). Es existieren Männer mit dem Chromosomensatz 46, XX, bei denen häufig dieser Bereich nahe der PAR als kleines DNA-Segment zusätzlich vertreten ist. Das vom SRY-Gen kodierte Protein leitet die Entwicklung von Hoden aus den zuvor indifferenten Gonadenanlagen ab und beginnt damit die Entwicklung zum männlichen Geschlecht.

Stranggonade

Fehlentwicklung der Keimdrüsen. Die Gonade ist unausgereift und bleibt ein strangartiges Gebilde.

Swyer-Syndrom

komplette Gonadendysgenesie (Dysgenesie = Fehlentwicklung eines Organs oder Organteils). Das Swyer-Syndrom ist eine Form der Intersexualität. Es wird auch als reine, komplette oder isolierte Gonadendysgenesie bezeichnet, da die Gonadenfunktion ohne jegliche Restfunktion auf beiden Seiten vollständig erloschen ist. Das Fehlen funktionstüchtiger Gonaden bewirkt, dass das Neugeborene trotz männlichen Chromosomensatzes (46, XY) vom äußeren Erscheinungsbild der Geschlechtsorgane her weiblich aussieht (nicht eindeutige äußere Geschlechtsmerkmale sind beim Swyer-Syndrom selten). Oftmals fallen betroffene Mädchen erst durch Ausbleiben der Pubertätsentwicklung auf. Durch Gabe weiblicher Hormone kann die Entwicklung sekundärer weiblicher Geschlechtsmerkmale (Brustentwicklung) eingeleitet werden. Betroffene Frauen sind trotz innerer weiblicher Geschlechtsorgane nicht fortpflanzungsfähig. Das Osteoporoserisiko ist bei fehlender Hormonsubstitution erhöht.

Transsexualität

Transsexualität zählt zu den Geschlechtsidentitätsstörungen. Es liegt ein starkes und andauerndes Gefühl vor, dem anderen biologischen Geschlecht anzugehören. Damit einher geht ein ständiges Unbehagen im eigenen Geburtsgeschlecht und der damit verbundenen Geschlechtsrolle. Die betroffenen Personen leiden meist an Beeinträchtigungen in wichtigen Lebensbereichen wie Arbeitsfähigkeit und Beziehungsgestaltung. Man unterscheidet zwischen Mann-zu-Frau-Transsexuellen und Frau-zu-Mann-Transsexuellen. Bei einem Mann-zu-Frau-Transsexuellen ist die Geschlechtsidentität trotz männlichen Genitals, männlicher Gonaden und männlichen Chromosomensatzes weiblich. In den meisten Fällen werden eine Hormonbehandlung und geschlechtskorrigierende Operationen angestrebt. Eine analoge Situation findet man bei einer Frau mit einer Frau-zu-Mann-Symptomatik.

Turner-Syndrom

auch Ullrich-Turner-Syndrom (UTS). Menschen mit Turner-Syndrom besitzen nur *ein* funktionsfähiges X-Chromosom. Der häufig auftretende Chromosomensatz ist 45, Xo, in einigen Fällen 46, XX. Meist liegen eine Fehlentwicklung der Keimdrüsen, eine deutliche Wachstumsstörung (durchschnittliche Erwachsenengröße 146 cm) und ein angeborener Herzfehler vor. Das äußere Erscheinungsbild ist immer weiblich. Weitere klinische Merk-

male sind fehlende Eierstöcke und daraus resultierende Unfruchtbarkeit, unterentwickelte innere und äußere Geschlechtsorgane
sowie wenig ausgebildete bis vollständig fehlende sekundäre Geschlechtsmerkmale. Es können auch Fehlbildungen an Augen,
Ohren, den inneren Organen und dem Skelett hinzutreten. Die
Ursache liegt in einem partiellen oder totalen Verlust oder in einer Strukturveränderung des zweiten Geschlechtschromosoms.
Beim Chromosomensatz 46, XX kann das typische Erscheinungsbild abgeschwächt sein und sogar eine spontane Pubertät eintreten. Entgegen früher vertretener Lehrmeinung weiß man heute,
dass bei Personen mit Turner-Syndrom keine Intelligenzminde-
rung vorliegen muss.

Virilisierung
Vermännlichung des Körpers; dazu gehören beim Mann ein männlicher Körperbau, Behaarung, Stimmbruch, Entwicklung der
männlichen Geschlechtsorgane. Bei der Frau beobachtet man bei
einer Virilisierung unter anderem eine Verlängerung der Klitoris,
Veränderungen der Stimmhöhe, starke Behaarung.

X- und Y-Chromosom
Das Y-Chromosom und das X-Chromosom sind die beiden Geschlechtschromosomen (Gonosomen). Jeder Mensch besitzt im
Normalfall zwei Gonosomen. Das Y-Chromosom enthält eine
deutlich geringere Zahl an Genen als das X-Chromosom. Wenn
das Y-Chromosom vorhanden ist, entwickeln sich beim Menschen normalerweise männliche Gonaden und in der Folge alle
anderen männlichen Geschlechtsmerkmale.

Zugewiesenes Geschlecht

Kommt ein Kind zur Welt, das nicht eindeutig dem männlichen oder weiblichen Geschlecht zugeordnet werden kann, wird diesem Kind heutzutage ein Geschlecht zugewiesen. Es kommt auch vor, dass das vorerst festgestellte Geburtsgeschlecht nachträglich geändert wird, in der Annahme, dass sich das Kind dem neu zugewiesenen Geschlecht entsprechend entwickeln wird. Die Wissenschaft folgte lange den Thesen des amerikanischen Psychologen John Money, der 1955 die »optimal gender policy« – eine Richtlinie für die Geschlechtszuweisung – entwickelte. Das Geschlecht sollte demnach möglichst früh zugewiesen werden, damit sich eine stabile Geschlechtsidentität entwickle und die Zeit der Unsicherheit der Eltern möglichst kurz sei. Money sprach sich für eine schnelle operative Angleichung und Geheimhaltung der wahren Diagnose dem Umfeld und dem Kind gegenüber aus. Er nahm an, dass sich das Geschlecht bzw. das Zugehörigkeitsgefühl zu einem Geschlecht aufgrund psychosozialer Einflüsse entwickle. Diese Richtlinien werden seit rund 15 Jahren von vielen Betroffenen kritisiert. Die fehlende Selbstbestimmung der Kinder, den Verlust des Vertrauens zu den Eltern, wenn die Wahrheit ans Licht kommt, und nicht zuletzt die Gefahr, das Geschlecht »falsch« zuzuweisen, sind die Hauptkritikpunkte. Auch weiß die Wissenschaft inzwischen, dass die biologische Komponente, vornehmlich die pränatale Hormonwirkung auf das Gehirn, eine weitaus größere Rolle für die Geschlechtsidentität spielt, als früher angenommen wurde.

Zwitter

Allgemein steht der Begriff »Zwitter« für etwas Vermischtes. Im Zusammenhang mit dem Geschlecht bedeutet Zwittrigkeit das Vorkommen von männlichen und weiblichen Geschlechtsmerkmalen in einem Individuum. Genau genommen kann man vom »echten« Zwitter nur dann sprechen, wenn sich Keimdrüsen beider Geschlechter in einem Körper vereinen (siehe Hermaphroditismus, Echter). Während viele Intersexuelle die Bezeichnung »Zwitter« als diffamierend ablehnen, benutzen ihn andere ganz offensiv.

Siehe zum Vergleich unter anderem das Glossar der Hamburger Forschergruppe Intersexualität auf der Internetseite www.intersex-forschung.de

Wichtige Adressen im Internet

AGS-Eltern- und Patienteninitiative e.V.
www.ags-initiative.de

AIS Selbsthilfegruppe
www.medhelp.org/ais/AISinGerman.html

DGTI, Deutsche Gesellschaft für Transidentität und
Intersexualität
www.dgti.org

Deutsche Klinefelter-Syndrom Vereinigung
www.klinefelter.de

Deutsche Ullrich-Turner-Syndrom Vereinigung e.V.
www.turner-syndrom.de

Euro DSD (Disorders of Sex Development) Europäisches
Forschungsnetzwerk
www.eurodsd.eu

Hamburger Forschergruppe Intersexualität
www.intersex-forschung.de

Intersex Österreich Selbsthilfe
www.intersex.at

Intersexuelle Menschen e.V.
www.intersexuelle-menschen.net

ISNA, Intersex Society of North America
www.isna.org

Netzwerk Intersexualität (Forschungsnetzwerk)
www.netzwerk-dsd.uk-sh.de

SI Selbsthilfe Intersexualität Schweiz
www.si-global.ch

Swyer-Syndrom, Gonadendysgenesie Kontaktgruppe
www.swyer.de

XY-Frauen
www.xy-frauen.de

Informationsplattform Zwischengeschlecht
www.blog.zwischengeschlecht.info

Literatur- und Filmverzeichnis

Literatur

Beh, Hazel Glenn und Milton Diamond: »An Emerging Ethical and Medical Dilemma: Should Physicians Perform Sex Assignment Surgery on Infants with Ambiguous Genitalia?« In: *Michigan Journal of Gender & Law,* 7/2000. S. 1–63.

Eugenides, Jeffrey: *Middlesex. Roman.* Reinbek: rororo, 2004.

Foucault, Michel: *Über Hermaphroditismus. Der Fall Barbin.* Frankfurt am Main: Suhrkamp, 1998.

Fröhling, Ulla: *Leben zwischen den Geschlechtern. Intersexualität – Erfahrungen in einem Tabubereich.* Berlin: Ch. Links Verlag, 2003.

Herdt, Gilbert (Hrsg.): *Third Sex, Third Gender. Beyond Sexual Dimorphism in Culture and History.* New York: Zone Books, 1994.

Lang, Claudia: *Intersexualität. Menschen zwischen den Geschlechtern.* Frankfurt am Main: Campus, 2006.

Plett, Konstanze: »Intersexualität aus rechtlicher Perspektive. Gedanken über ›Rasse‹, Transgender und Marginalisierung«. In: polymorph (Hrsg.): *(K)ein Geschlecht oder viele? Transgender in politischer Perspektive.* Berlin: Querverlag, 2002. S. 31–42.

Schattenbericht Cedaw 2008. www.intersex.schattenbericht.org.

Filme

Dombrowe, Britta Julia: *Tabu Intersexualität – Menschen zwischen den Geschlechtern.* Arte, Oktober 2010.

Franzmann, Ilka: *Hermaphroditen – eindeutig zweideutig.* Arte, 4. Juli 2002.

Niemann, Thorsten: *Intersexuell – Zwischen den Geschlechtern. Von der Schwierigkeit, weder Mann noch Frau zu sein.* NDR, 18. Mai 2002.

Puenzo, Lucia: *XXY.* Argentinien/Frankreich/Spanien 2007.

Scharang, Elisabeth: *Tintenfischalarm.* Österreich, 2006. www.tintenfischalarm.at.

Tolmein, Oliver und Bertram Rotermund: *Das verordnete Geschlecht.* Deutschland, 2001. www.das-verordnete-geschlecht.de.